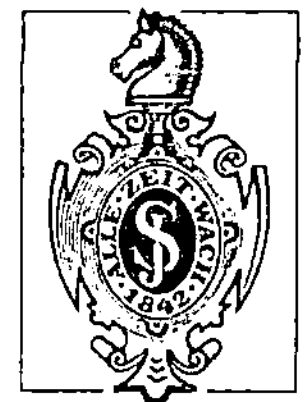

Fachschwester
Fachpfleger

Anaesthesie – Intensivmedizin
Innere Medizin – Intensivmedizin

Sektion Anaesthesie – Intensivmedizin

Herausgegeben von

F. W. Ahnefeld, Ulm · W. Dick, Ulm
M. Halmágyi, Mainz · H. Nolte, Minden
Th. Valerius, Mainz

Sektion Innere Medizin – Intensivmedizin

Herausgegeben von

M. Alcock, Heidelberg · K. D. Grosser, Krefeld
W. Nachtwey, Hamburg · G. A. Neuhaus, Berlin
F. Praetorius, Offenbach · H. P. Schuster, Mainz
M. Sucharowski, Berlin · P. Wahl, Heidelberg

M. Halmágyi
U. Schmidt-Wyk · Th. Valerius

Weiterbildung 5

Praktische Unterweisung

Atmungsgymnastik
Inhalationstherapie
Atmungskontrolle

Mit 27 Abbildungen

Springer-Verlag
Berlin Heidelberg New York 1982

Professor Dr. Miklos Halmágyi
Institut für Anaesthesiologie der Universität
Langenbeckstraße 1, 6500 Mainz

Krankengymnastin Ursula Schmidt-Wyk
Am Pulvermühlenbach 12
2140 Bremervörde-Hesedorf

Fachschwester Therese Valerius
Weiterbildung Fachkrankenpflege
Klinikum der Universität
Emil Kraus Weg 1, 6500 Mainz

ISBN 978-3-540-11113-9   ISBN 978-3-662-00858-4 (eBook)
DOI 10.1007/978-3-662-00858-4

Vorwort

Atmungsgymnastik, Inhalationstherapie und Atmungskontrolle sind
wesentliche therapeutische bzw. diagnostische Maßnahmen. Sie werden
bei der Durchführung der Intensivbehandlung, bei der Vorbereitung zur
Operation, bei der Nachbehandlung operierter Patienten und in weiten
Bereichen der konservativen Medizin in der Klinik dringend benötigt.
Sie sind ebenfalls unentbehrlich für die Durchführung atemtherapeutischer Maßnahmen bei der Behandlung ambulanter Patienten.
Korrekterweise – und dies wäre zu wünschen – obliegt die Durchführung
der Atmungsgymnastik einer Krankengymnastin. Jedoch muß auch das
Pflegepersonal – insbesondere in der Intensivbehandlung – über ausreichende Kenntnisse und Fähigkeiten in diesem Aufgabenbereich verfügen, um ergänzend bei der Durchführung der Behandlung mitwirken zu
können.
Die korrekte Handhabung der technisch teilweise komplizierten Geräte,
die Einhaltung der notwendigen Sterilisierungsvorschriften und der hygienischen Maßnahmen bei der Anwendung von Inhalatoren erfordert
eingehende Kenntnisse und Erfahrungen, die sowohl Krankengymna-
stinnen als auch Krankenschwestern und Krankenpfleger besitzen müssen.
Obwohl die entscheidende Kontrolle über die Erfolge atmungsgymnasti-
scher bzw. atemtherapeutischer Maßnahmen durch die Blutgasanalyse
erfolgt, ist die Anwendung geeigneter Kontrollgeräte am Krankenbett
notwendig. Reinigung, Sterilisierung und Handhabung dieser Geräte
müssen ebenfalls erlernt werden.
Diese Zusammenhänge veranlaßten uns, die notwendigsten atmungsgymnastischen Maßnahmen gemeinsam mit der Handhabung der Inhalatoren und der Geräte zur Atmungskontrolle am Krankenbett in dem
vorliegenden Band abzuhandeln. Damit soll auch eine geeignete Unterlage für die Weiterbildung in der Fachkrankenpflege, aber auch für die
Fortbildung von Krankengymnasten auf dem Gebiet der Atmungsthera-
pie zur Verfügung stehen.
Wir möchten jetzt schon darauf hinweisen, daß die einschlägigen Proble-
me der Beatmungsinhalation, der assistierten Atmung und der kontrollierten Beatmung in den nächsten zwei Bänden der Schriftenreihe abge-
handelt werden; erst dadurch wird das Bild der Beatmungstherapie ab-
gerundet.
Eine eingehende Beschreibung der Handhabung von Geräten läuft immer Gefahr, letzten Endes in eine Gebrauchsanweisung auszuarten. Wir
sind jedoch der Überzeugung, daß die einschlägigen Gebrauchsanweisungen der Herstellerfirmen ebensowenig das genaue Studium des vorliegenden Bandes ersetzen können, wie dieser das genaue Durchlesen
der jeweiligen Gebrauchsanweisungen überflüssig macht.

Wir möchten Herrn Dr. F. Brost, Frau Dr. U. Kleinheisterkamp, Frau
M. Kühnle und Frau L. Müller für ihre Mitwirkung bei der Korrektur des
Manuskriptes danken. Herrn A. Drews (Graphiker) gilt weiterhin unser
Dank für die geduldvolle Mitarbeit und für seine anschauliche Gestal-
tung der Bilddarstellungen.

Die Herausgeber

Inhaltsverzeichnis

Atmungsgymnastik

Atmungsgymnastik

Zweck
- Beeinflussen der Tätigkeit der Atmungsmuskulatur
- Harmonisieren der Tätigkeit der Ein- und Ausatmungsmuskulatur
- Kräftigen der Ein- und Ausatmungsmuskulatur
- Korrigieren einer Fehlatmung
- Verbessern der Belüftung der Lungenbläschen
- Vorbeugen der Unterbelüftung von Lungenbläschen, insbesondere in der postoperativen Phase und in der Erholungsphase nach einer Intensivbehandlung
- Lockern und Mobilisieren des Bronchialsekrets
- Hustentraining

Organisation
- die Durchführung erfolgt auf ärztliche Anordnung
- die Durchführung erfolgt in der Regel durch eine Krankengymnastin
- im Einzelfall kann die Übung – soweit diese für die Durchführung therapeutisch-pflegerischer Maßnahmen von Bedeutung ist – durch eine Krankenpflegekraft nach entsprechender Unterweisung durch eine Krankengymnastin erfolgen
- Gruppenbehandlung erfolgt durch eine Krankengymnastin
- die Maßnahmen des Atmungstrainings werden bei Patienten mit chronischen oder akuten Erkrankungen der Lunge, der Atemwege oder des Thorax angewendet
- die Maßnahmen des Atmungstrainings werden bei prä- und postoperativen Behandlungen bei Oberbauch-, Thorax- oder Lungenoperationen sowie bei nichtbettlägerigen Patienten aus anderen medizinischen Bereichen angewendet
- die Maßnahmen des Atmungstrainings

werden in der Intensivtherapie regelmäßig angewendet
- die Maßnahmen des Atmungstrainings werden in der Intensivtherapie bei rekonvaleszenten Patienten angewendet
- die Behandlung bettlägeriger Patienten erfolgt im Krankenbett in Rückenlage, Seitenlage oder im Sitzen an der Bettkante
- die Behandlung gehfähiger Patienten kann als Einzelbehandlung im Krankenzimmer oder als Einzel- oder Gruppenbehandlung im Gymnastikraum erfolgen
- Übungen wie: Schulen der Zwerchfellatmung, Schulen der Flankenatmung, Schulen der Flanken- und Zwerchfellatmung, Schulen der Flanken- und Brustkorbatmung, Kräftigen des Zwerchfells, Kräftigen des Zwerchfells und des Brustkorbs sowie Vertiefen der Atmung durch Vergrößerung des Totraumes werden in der prä- und postoperativen Phase zum Vorbeugen von Atelektasen und Lungenentzündung in der Regel 1mal tgl. durchgeführt
- Übungen wie: Eutonieübung, Schulen der Zwerchfellatmung, Schulen der Flankenatmung, Schulen der Flanken- und Zwerchfellatmung, Schulen der Flanken- und Brustkorbatmung, Kräftigen des Zwerchfells und Kräftigen des Zwerchfells und des Brustkorbs werden bei vorhandenen chronischen und akuten Störungen der Lungenfunktion bzw. bei Erkrankungen der Atemwege in der prä- und postoperativen Phase 1–3mal tgl. durchgeführt
- Übungen wie: Eutonieübung, Schulen der Zwerchfellatmung, Schulen der Flankenatmung, Schulen der Flanken- und Zwerchfellatmung, Schulen der Flanken- und Brustkorbatmung, Kräftigen des Zwerchfells, Kräftigen des Zwerchfells und des Brustkorbs sowie Vertiefen der Atmung durch Vergrößerung des Totraumes werden

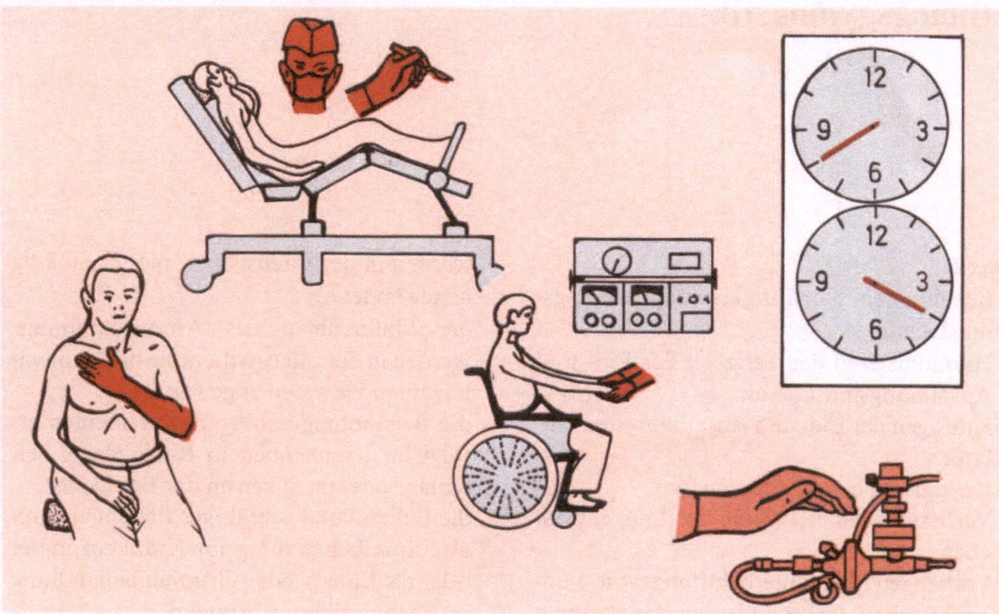

Abb. 1. Aufgaben des Atmungstrainings

Merke: Am häufigsten sind diese therapeutischen Maßnahmen vor und nach einem operativen Eingriff und in der Erholungsphase nach Langzeitbeatmung erforderlich. Die Behandlung muß nach einem Plan mindestens 2mal tgl., auch am Wochenende, durchgeführt werden.

bei ansprechbaren Patienten mit Spontanatmung in der Regel im Rahmen von 3 Behandlungen pro Tag wiederholt vorgenommen

- Übungen wie: Eutonieübung, Schulen der Zwerchfellatmung, Schulen der Flankenatmung, Schulen der Flanken- und Zwerchfellatmung, Schulen der Flanken- und Brustkorbatmung, Kräftigen des Zwerchfells, Kräftigen des Zwerchfells und des Brustkorbs sowie Vertiefen der Atmung durch Vergrößerung des Totraumes werden bei rekonvaleszenten Patienten in der Intensivbehandlung in der Regel 1–3mal tgl. durchgeführt
- Übungen des Atmungstrainings werden in der prä- und postoperativen Phase und bei ansprechbaren spontanatmenden sowie rekonvaleszenten Patienten in der Intensivbehandlung häufig in Kombination mit der Inhalationstherapie oder Beatmungsinhalation durchgeführt

- eine Behandlung bei Einzelpatienten nimmt in der Regel 10–15 min in Anspruch
- eine Behandlung im Rahmen einer Gruppenbehandlung nimmt in der Regel 20–30 min in Anspruch
- die einzelnen Übungen innerhalb einer Behandlung werden in der Regel in einem Rhythmus von 3mal 6 Übungen wiederholt
- zwischen den Einzelübungen innerhalb einer Behandlung soll eine Pause von 1–3 min eingehalten werden
- bei Lagerungsdrainagen beträgt die Dauer der Einzelbehandlung in der Regel 10–15 min
- bei der Lagerungsdrainage sollen nicht mehr als 3 Einzelbehandlungen innerhalb von 24 h durchgeführt werden
- die Kontrolle des Therapieverlaufs erfolgt

durch Thorax-Röntgenaufnahmen, physikalische Untersuchungen durch den Arzt und durch Auswertung blutgasanalytischer Untersuchungsergebnisse

Hygiene
- vor und nach der Behandlung Hände waschen
- bei Patienten mit offenen Wunden, ggf. Drainagen oder Kathetern immer eine Einzelbehandlung vornehmen
- Patienten mit Infektionen oder infizierten Wunden dürfen an keiner Gruppenbehandlung teilnehmen
- bei Gruppenbehandlung immer frisch gewaschene Decken, Knierollen, Matten oder Kissen als Unterlage verwenden
- Übungsgeräte und sonstige Materialien müssen für jeden einzelnen Patienten getrennt bereitgestellt sein
- bei Infektionskrankheiten sterile Schutzkittel, Mundschutz und Handschuhe anziehen
- bei der Durchführung der Maßnahmen bei Patienten auf der Intensivbehandlungsstation die geltenden hygienischen Vorschriften einhalten

Desinfektion
- vorschriftsmäßige Desinfektion der Hände für die Behandlung der Patienten mit immunsupressiven Medikamenten
- vorschriftsmäßige Desinfektion der Hände nach der Behandlung von Patienten mit Infektionskrankheiten oder infizierten Wunden
- vorschriftsmäßige Desinfektion der Geräte und sonstigen Übungsmaterialien nach der Behandlung von Patienten mit Infektionskrankheiten oder infizierten Wunden
- vorschriftsmäßige Desinfektion der Geräte zur Totraumvergrößerung nach jeder Behandlung

Sterilität
- für die Behandlung von Patienten mit immunsupressiven Mitteln sterile Kopfbedeckung, Mundschutz, Kittel und Handschuhe anziehen
- für die Behandlung von Patienten mit immunsupressiven Mitteln nur sterile Geräte und steriles Übungsmaterial verwenden

- Geräte für Totraumvergrößerung, ggf. Mundstück und Maske vor jeder Behandlung sterilisieren
- Geräte und sonstige Materialien von Patienten mit Infektionskrankheiten und infizierten Wunden nach jeder Behandlung vorschriftsmäßig sterilisieren
- mit Äthylenoxyd sterilisierte Geräte und Materialien vor dem Gebrauch vorschriftsmäßig lüften
- wo immer möglich, sterile Einmalmaterialien (Luftballon, Wattebausch) verwenden

Besonderheiten
- Atmungstraining soll auch bei Patienten ohne gestörte Atemfunktion vor Eingriffen im Oberbauch und Thoraxbereich zur Anwendung kommen
- Atmungstraining soll nach Eingriffen im Oberbauch und Thoraxbereich durchgeführt werden
- Atmungstraining soll in der postoperativen Phase mit Inhalationstherapie kombiniert werden
- Atmungstraining soll bei Patienten mit assistierter Beatmung regelmäßig zur Anwendung kommen
- Atmungstraining ist ein unabdingbarer Bestandteil der Behandlung von Patienten in der Erholungsphase nach der Intensivtherapie
- bei der Durchführung des Atmungstrainings müssen die speziellen Verhältnisse bei verletzten und operierten Patienten berücksichtigt werden
- bei verletzten und operierten Patienten sind alle Einzelheiten der Durchführung des Atmungstrainings mit dem behandelnden Arzt zu besprechen

Fehler und Gefahren
- Überforderung des Patienten durch zu intensives Atemtraining
- zusätzliche Schädigung des Patienten bei unsachgemäßer Durchführung des Atmungstrainings, insbesondere nach Operationen und Traumen
- Begünstigen von Kreuzinfektionen bei Nichteinhalten hygienischer Vorschriften durch das Behandlungspersonal

– Infektionen bei Nichteinhalten der Sterilität, insbesondere bei Intensivbehandlungspatienten und Patienten in der postoperativen Phase sowie Patienten, die mit immunsupressiven Mitteln behandelt worden sind

1. Schulen der Atmung

1.1. Eutonieübung

Zweck
– Beeinflussen des Muskeltonus
– Korrigieren vorhandener Fehlatmung
– Beeinflussen des Atmungsrhythmus

Material

unsteril (ggf. sterilisiert bzw. desinfiziert):
– Decke
– ggf. Matte
– Kittel
– Mundschutz
– Handschuhe
– kleines Kopfkissen
– Knierolle

Durchführung
– beengende Kleidungsstücke lockern oder entfernen
– ggf. störende Lärmquellen ausschalten
– Patienten flach auf dem Rücken lagern
– Kniegelenke mit einer Rolle unterstützen
– kleines Kissen unter den Nacken legen
– ggf. Patienten auffordern, die Lagerung seiner Arme und Beine selbst zu korrigieren
– warten, bis der Patient ruhig liegt und eine entspannte Körperhaltung eingenommen hat
– eine Hand auf die Unterlage neben dem Patienten legen

– Patienten hintereinander zu Folgendem auffordern:

– die Handfläche einer Hand auf die Unterlage zu legen
– die Beschaffenheit der Unterlage zu erfühlen

– den Auflagedruck der Hand bewußt zu empfinden
– nacheinander den Auflagedruck der Hand, des Armes, des gleichseitigen Beines, des anderen Beines, des anderen Armes, des Rumpfes zu verfolgen
– die aufliegenden Flächen des Körpers zu erfühlen
– in Gedanken die Konturen des eigenen Körpers zu umreißen
– die Lage des eigenen Körpers im Raum wahrzunehmen
– sich selbst zu erleben
– die eigene Atmung zu beobachten
– die Atmung bewußt zu erleben
– zu erkennen, wie Luft während der Einatmung mühelos in den Körper einströmt
– wie die Luft im Verlauf der Ausatmung den Körper „verläßt"

– Einzelbehandlung 15–20 min lang durchführen

– während der Durchführung folgendes beobachten:

– ob die Atmungshilfsmuskulatur ausgeschaltet wird
– ob die Atemzüge tiefer und regelmäßiger werden
– ob der Patient vermehrt mit dem Zwerchfell atmet

Besonderheiten
– Eutonieübungen immer in Rückenlage beginnen
– Anweisungen mit ruhiger gleichbleibender Stimme erteilen
– Aufmerksamkeit des Patienten über die Wahrnehmung seines Körpers auf die Atmung lenken
– Patienten die Atmung bewußt erleben lassen, ohne sie willkürlich zu steuern
– Trainingserfolg ist an ruhiger, gleichmäßiger Flankenbauchatmung erkennbar
– bei Beherrschung der richtigen Technik Durchführung der Eutonieübungen auch im Sitzen und anderen Ausgangsstellungen
– Patienten nach der Behandlung nach seinen Empfindungen befragen

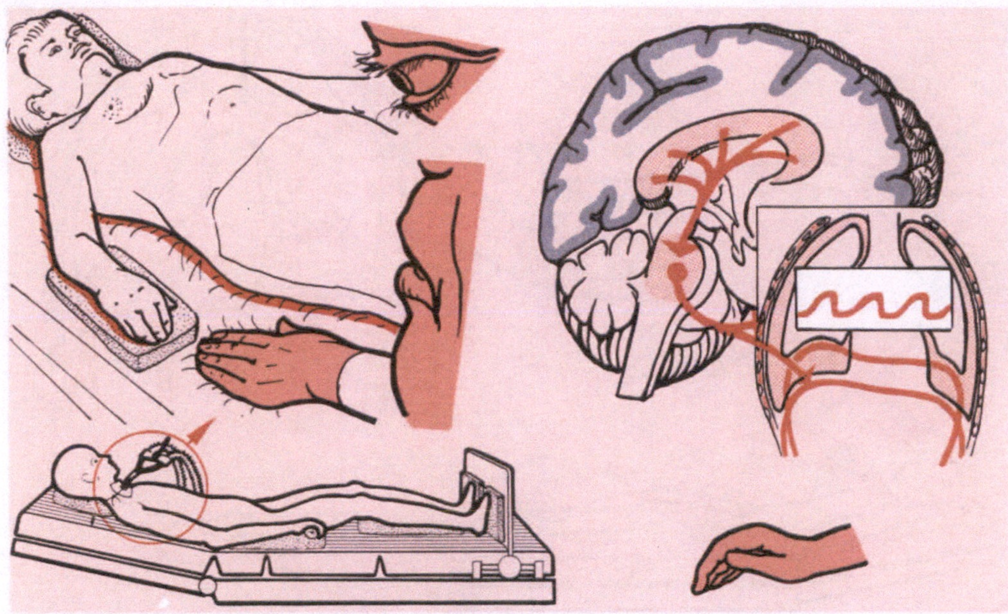

Abb. 2. Durchführung von Eutonieübungen

Merke: Eutonieübungen bezwecken eine Entspannung und Korrektur des Muskeltonus. Man legt die Hand neben den Patienten auf das Bett und fordert ihn auf, seine Unterlage zu erfühlen und sich ganz zu entspannen. Eine über Rezeptoren der Haut ausgelöste vegetative Umstellung führt zu einer Regulation des Muskeltonus und Vertiefung der Atmung. Störende Reize sind auszuschalten.

– Fortschritte und positive Leistungen hervorheben
– im Anschluß an Gruppenbehandlung Diskussion anregen

Fehler und Gefahren
– unbequeme Körperhaltung
– Behinderung der Atmung durch Kleidungsstücke oder Verbände
– kalte oder zu harte Unterlage
– zu niedrige Raumtemperatur
– Lärm
– Ablenkung des Patienten durch zu lebhaftes oder dominierendes Verhalten der Behandlungsperson
– willkürliche Beeinflussung der Atmung des Patienten durch den Patienten oder die Behandlungsperson

1.2. Schulen der Zwerchfellatmung

Zweck
– Korrektur einer überwiegend thorakalen Atmung
– Vorbeugen von Atelektasen in den Lungenunterlappen

Material

unsteril (ggf. sterilisiert bzw. desinfiziert):
– Kittel
– Mundschutz
– Handschuhe
– kleines Kopfkissen
– Knierolle
– ggf. Matte

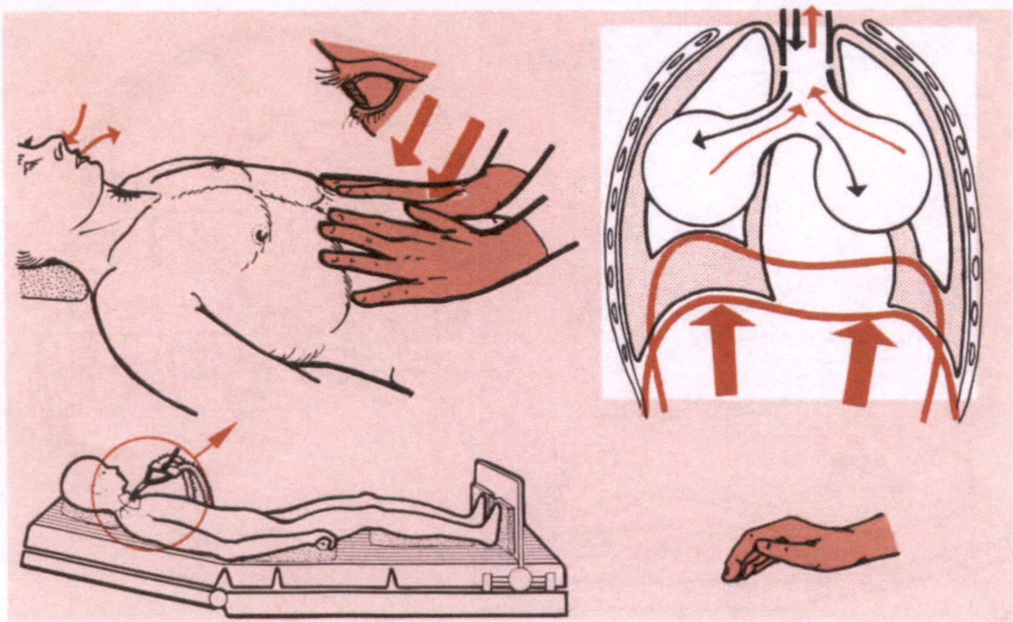

Abb. 3. Schulung der Zwerchfellatmung

Merke: Thorakale Hoch- oder Fehlatmung hat eine verminderte Belüftung basaler Lungenabschnitte zur Folge. Zur Schulung der Zwerchfellatmung liegen die Hände auf dem Bauch. Der Patient wird aufgefordert, gegen den nachgebenden Druck der Hände einzuatmen. Die Bauchdecke muß dabei sichtbar gedehnt werden.

– ggf. Hocker
– ggf. Sandsack
– ggf. Fußschemel

Durchführung
– Hände waschen
– ggf. Schutzkleidung anlegen
– Handschuhe anziehen
– Oberkörper des Patienten freimachen, damit die Atmungsbewegungen beobachtet werden können
– Patienten flach auf dem Rücken lagern
– kleines Kissen unter den Nacken legen
– Kniegelenke mit einer Rolle oder einem Kissen leicht beugen
– Patienten auffordern, sich zu entspannen
– Patienten auffordern, ruhig und tief zu atmen
– Atmung des Patienten beobachten

– Patienten auffordern, durch die Nase einzuatmen und durch den Mund auszuatmen
– beide Hände unterhalb der Rippenbögen auf den Bauch des Patienten legen
– Patienten auf den Druck der Hände unterhalb des Zwerchfells aufmerksam machen
– Patienten auffordern, während der Einatmung die Bauchdecke zu dehnen und gegen den Druck der Hände einzuatmen
– Patienten auffordern, am Ende der Einatmung die Lippen zu spitzen und durch den Mund langsam auszuatmen
– während der Ein- und Ausatmung des Patienten die Hände ohne zusätzlichen Druck unterhalb der Rippenbögen auf dem Bauch des Patienten liegen lassen
– während der Atmungsübung darauf achten, daß der Patient durch die Nase einatmet und durch den Mund ausatmet

- während der Übung beobachten, ob sich die Bauchdecke gleichmäßig im Atemrhythmus hebt und senkt
- mit einer Hand im Lendenwirbelbereich kontrollieren, ob die Zwerchfellatmung nicht durch Bewegen der Lendenwirbel vorgetäuscht wird
- die Ein- und Ausatmung 6mal innerhalb einer Übung wiederholen lassen
- die Übung 3mal innerhalb einer Behandlung nach jeweils einer Pause von 1–3 min wiederholen lassen
- am Ende der Behandlung ggf. Patienten in Ausgangsposition bringen

Besonderheiten
- ein Schulen der Zwerchfellatmung in der Seitenlage zeigt folgende Besonderheiten:

- den Patienten flach auf die linke oder rechte Seite lagern

- Beine in Hüft- und Kniegelenke gebeugt lagern und ggf. mit Kissen oder Sandsack abstützen
- eine Hand der Behandlungsperson unterhalb des Brustbeines auf den Bauch legen
- die andere Hand im Lendenwirbelbereich auf den Rücken des Patienten legen
- die an der Lendenwirbelsäule liegende Hand kontrolliert die Bewegung der Lendenwirbelsäule
- der Patient ist ggf. aufzufordern, während der Einatmung die Lendenwirbelsäule gegen die aufliegende Hand zu drücken
- sonst verläuft die Behandlung wie in der Rückenlage angegeben

- ein Schulen der Zwerchfellatmung im Sitzen zeigt folgende Besonderheiten:

- Patienten auf einen Hocker ohne Lehne setzen
- bei Durchführung an der Bettkante werden die Füße durch Unterstellen eines Fußschemels oder eines Hockers gestützt
- Patienten auffordern, die Arme zu verschränken und beide Unterarme auf die Oberschenkel zu stützen
- Patienten auffordern, den Kopf locker nach vorne hängen zu lassen (Kutschersitz)

- die Behandlungsperson stellt sich hinter den Patienten
- beide Hände der Behandlungsperson liegen beidseitig neben der Lendenwirbelsäule des Patienten
- sonst verläuft die Behandlung wie in der Rückenlage angegeben

- sobald der Patient die Atmungsübung erlernt hat, kann er die Atmungsübung zwischen den einzelnen Behandlungen selber des öfteren üben
- ein Schulen der Zwerchfellatmung ist gleichzeitig auch ein Schulen der Bauchatmung
- die Durchführung in Rückenlage kann bei erhöht, flach oder tief gelagertem Oberkörper erfolgen
- bei erhöht gelagertem Oberkörper ist die Atmungsarbeit erleichtert und die Zwerchfellbeweglichkeit verbessert
- bei flach gelagertem Oberkörper oder bei Tieflagerung des Oberkörpers ist die Atmungsarbeit erschwert und die Zwerchfellbeweglichkeit eingeschränkt
- die Durchführung der Zwerchfellbauchatmung in Seitenlage erfolgt bei flacher Lagerung des Oberkörpers
- bei der flachen Seitenlagerung ist die Zwerchfellbeweglichkeit der obenliegenden Seite eingeschränkt und die Atmungsarbeit erschwert
- die Zwerchfellbeweglichkeit der unteren Seite ist vergrößert
- in allen Ausgangsstellungen ist auf die entspannte Lagerung von Knie- und Hüftgelenken in leichter Beugung zu achten
- bei Spontanatmung und intaktem Nasen-Rachen-Raum erfolgt die Einatmung bei allen Atmungsübungen durch die Nase, die Ausatmung durch den Mund
- die Hände der Behandlungsperson lenken die Atmung des Patienten, ohne die Atmung des Patienten zu behindern
- nach 5–6 tiefen Atemzügen erfolgt die Unterbrechung der Übung, um Hyperventilation zu vermeiden
- bei auftretenden Parästhesien und Schwindelgefühl Atemübungen abbrechen

Fehler und Gefahren
- Lagerung des Patienten mit gestreckten Knie- und Hüftgelenken
- Behinderung der Atmung durch zu starken Druck der Hände
- Ein- und Ausatmung ausschließlich durch den Mund
- Hyperventilation
- Vortäuschung der Zwerchfellbauchatmung durch Ausweichbewegungen der Wirbelsäule

1.3 Schulen der Flankenatmung

Zweck
- Korrektur einer überwiegend abdominalen Atmung
- Verbessern der Lungenventilation bei chronischen Prozessen am Lungenfell
- Verbessern der Lungenventilation bei Thoraxdeformitäten

Material

unsteril (ggf. sterilisiert bzw. desinfiziert):
- Kittel
- Mundschutz
- Handschuhe
- kleines Kopfkissen
- Knierolle
- ggf. Matte
- ggf. Hocker
- ggf. Sandsack
- ggf. Fußschemel

Durchführung
- Hände waschen
- ggf. Schutzkleidung anlegen
- Handschuhe anziehen
- Patienten flach auf dem Rücken lagern
- kleines Kissen unter den Nacken legen
- Kniegelenke durch eine Rolle oder ein Kissen leicht beugen
- Patienten auffordern, sich zu entspannen
- Patienten auffordern, ruhig und tief zu atmen
- Atmung des Patienten beobachten
- Patienten auffordern, durch die Nase einzuatmen und durch den Mund auszuatmen

- beide Hände am vorderen unteren Thorax beiderseits anlegen
- ohne Druck mit den Händen der Ausatmungsbewegung des Thorax folgen
- am Ende der Ausatmung Thorax mit leichtem Druck in Ausatmungsstellung halten
- Patienten auffordern, während der Einatmung den Thorax gegen den Druck der Hände zu dehnen
- beim Beginn der Einatmung der Thoraxwand zunächst einen leichten Widerstand entgegensetzen
- den Widerstand mit zunehmender Einatmungsbewegung des Thorax vermindern
- während der Atmungsübung darauf achten, daß der Patient durch die Nase einatmet und durch den Mund ausatmet
- während der Übung beobachten, ob sich die Thoraxwand gleichmäßig im Atemrhythmus hebt und senkt
- die Ein- und Ausatmung 6mal innerhalb einer Übung wiederholen lassen
- die Übung 3mal innerhalb einer Behandlung nach jeweils einer Pause von 1–3 min wiederholen lassen
- am Ende der Behandlung ggf. Patienten in Ausgangsposition bringen

Besonderheiten
- das Schulen der vorderen und hinteren Flankenatmung in Seitenlage zeigt folgende Besonderheiten:

- Patienten flach auf die rechte oder linke Seite lagern
- Beine in Hüft- und Kniegelenke gebeugt lagern und ggf. mit Kissen oder Sandsack abstützen
- beide Hände der Behandlungsperson am unteren Teil der nach oben liegenden Thoraxhälfte anlegen
- beobachten, ob sich die obenliegende Thoraxseite vermehrt hebt oder senkt
- kontrollieren, ob die Flankenatmung nicht durch seitliches Verschieben der Wirbelsäule vorgetäuscht wird
- sonst verläuft die Behandlung, wie in der beidseitigen vorderen Flankenatmung in der Rückenlage angegeben

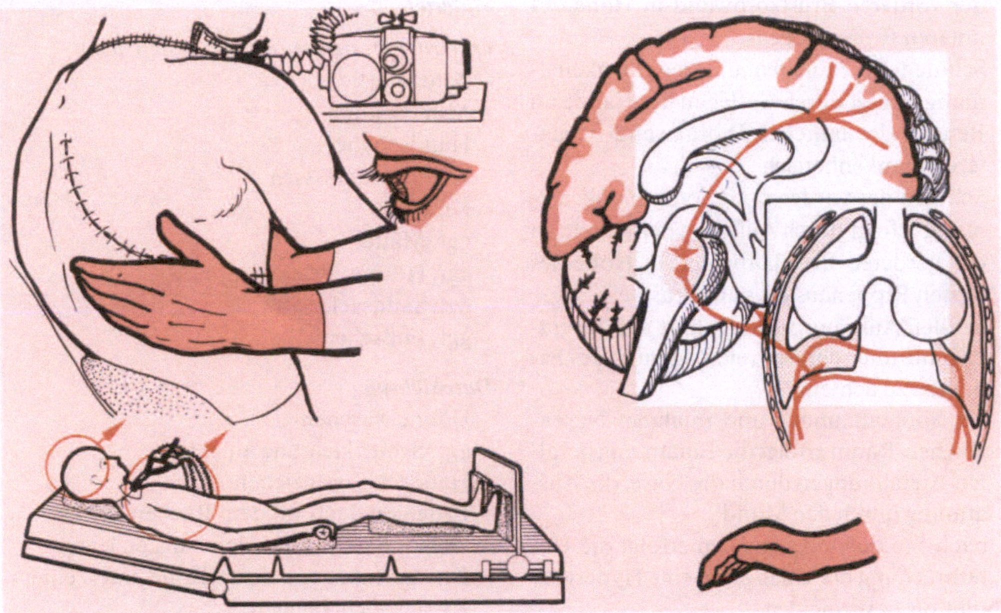

Abb. 4. Schulung der Flankenatmung

Merke: Wundschmerz nach Thorax- oder Lungenoperationen führt zu einseitiger oder beidseitiger Einschränkung der Flankenatmung. Ohne Druck ausgeübter Handkontakt im Bereich der vorderen, mittleren oder hinteren Flanken lenkt die Atmung in die gewünschte Richtung. Hierdurch wird eine Vertiefung der Ventilation erreicht.

– das Schulen der hinteren Flankenatmung im Sitzen zeigt folgende Besonderheiten:

– Patienten auf einen Hocker ohne Lehne setzen
– bei Durchführung an der Bettkante werden die Füße durch Unterstellen eines Fußschemels oder eines Hockers gestützt
– Patienten auffordern, die Arme zu verschränken und die Unterarme auf die Oberschenkel zu legen
– Patienten auffordern, den Kopf locker nach vorne hängen zu lassen
– die Behandlungsperson stellt sich hinter den Patienten
– beide Hände der Behandlungsperson sollen beidseitig im Bereich der hinteren Thoraxwand im unteren Flankenbereich aufgelegt werden

– sonst verläuft die Behandlung, wie in der beidseitigen vorderen Flankenatmung in der Rückenlage angegeben

– sobald der Patient die Atmungsübung erlernt hat, kann er die Atmungsübung zwischen den einzelnen Behandlungen selber des öfteren üben
– Schulen der Flankenatmung beider Thoraxseiten erfolgt zur Verbesserung der Ventilation bei Erkrankungen beider Lungenflügel, der Atemwege oder des Thorax
– Schulen der Flankenatmung auf einer Thoraxseite erfolgt bei einseitigen Erkrankungen der Lunge, der Atemwege, der Pleura oder des Thorax sowie vor und nach Lungenoperationen
– Schulen der vorderen unteren Flankenatmung erfolgt durch Auflegen der Hände an

der vorderen Brustkorbwand in Höhe des unteren Rippenbogens

- Schulen der hinteren unteren Flankenatmung erfolgt durch Auflegen der Hände im Bereich der hinteren Thoraxwand im unteren Flankenbereich
- Schulen der vorderen mittleren Flankenatmung erfolgt durch Auflegen der Hände an der vorderen Brustkorbwand in Höhe des letzten Rippenansatzes am Brustbein
- in allen Ausgangsstellungen ist auf die entspannte und schmerzfreie Lagerung des Patienten zu achten
- bei Spontanatmung und intaktem Nasen-Rachen-Raum erfolgt die Einatmung bei allen Atemübungen durch die Nase, die Ausatmung durch den Mund
- nach 5–6 tiefen Atemzügen erfolgt die Unterbrechung der Übung, um eine Hyperventilation zu vermeiden

Fehler und Gefahren

- unbequeme Lagerung
- Einatmung durch den Mund
- Behinderung der Atmung durch den Druck der Hände
- Hyperventilation
- Vortäuschung der Flankenatmung in der Rücken- und in der Seitenlage durch Ausweichbewegungen der Brustwirbelsäule
- Vortäuschung einseitiger Flankenatmung durch seitliches Ausweichen der Wirbelsäule
- Vortäuschung der hinteren Flankenatmung im Sitzen durch Ausweichbewegungen der Brustwirbelsäule

1.4. Schulen der Flanken- und Zwerchfellatmung

Zweck

- Beheben einer oberflächlichen Atmung
- Verbessern der Lungenventilation nach Oberbauchoperationen
- Verbessern der Lungenventilation nach Thoraxoperationen
- Verbessern der Lungenventilation nach Langzeitbeatmung

Material

unsteril (ggf. sterilisiert bzw. desinfiziert):
- Kittel
- Mundschutz
- Handschuhe
- kleines Kopfkissen
- Knierolle
- ggf. Matte
- ggf. Hocker
- ggf. Sandsack
- ggf. Fußschemel

Durchführung
- Hände waschen
- ggf. Schutzkleidung anlegen
- Handschuhe anziehen
- Patienten flach auf dem Rücken lagern
- kleines Kissen unter den Nacken legen
- Kniegelenke mit einer Rolle oder einem Kissen leicht beugen
- Patienten auffordern, sich zu entspannen
- Patienten auffordern, ruhig und tief zu atmen
- Atmung des Patienten beobachten
- Patienten auffordern, durch die Nase einzuatmen und durch den Mund auszuatmen
- eine Hand am vorderen unteren Thorax anlegen
- die andere Hand auf den Oberbauch des Patienten legen
- mit einer Hand der Ausatmungsbewegung des Thorax folgen
- mit der anderen Hand der Bewegung der Bauchdecke bei der Ausatmungsbewegung des Zwerchfells folgen
- bei beginnender Einatmung der Thoraxwand einen leichten Druck entgegensetzen
- bei beginnender Einatmung der Bauchdecke und damit auch dem Zwerchfell einen leichten Druck entgegensetzen
- mit zunehmender Einatmungsbewegung den Widerstand der Thoraxwand und der Bauchdecke herabsetzen
- der Patient muß dabei frei und tief einatmen
- bei der Ausatmung des Patienten keinen Druck auf die Thoraxwand bzw. auf die Bauchdecke ausüben
- während der Atemübung darauf achten, daß der Patient durch die Nase einatmet und durch den Mund ausatmet

- während der Übung beobachten, ob sich die Bauchdecke und damit auch das Zwerchfell gleichmäßig im Atemrhythmus bewegt
- die Ein- und Ausatmung 6mal innerhalb einer Übung wiederholen lassen
- die Übung 3mal innerhalb einer Behandlung nach jeweils einer Pause von 1–3 min wiederholen lassen
- am Ende der Behandlung ggf. Patienten in Ausgangsposition bringen

Besonderheiten
- das gleichzeitige Schulen der hinteren unteren Flankenatmung und der Zwerchfellatmung in Seitenlage zeigt folgende Besonderheiten:

- Patienten flach auf die rechte oder linke Seite lagern
- Beine in Hüft- und Kniegelenken gebeugt lagern und ggf. mit Kissen oder Sandsack abstützen
- eine Hand der Behandlungsperson soll an dem hinteren unteren Flankenbereich angelegt werden
- die andere Hand der Behandlungsperson soll an die Bauchdecke angelegt werden
- es ist zu beobachten, ob sich die Bauchdecke gleichmäßig im Atemrhythmus bewegt
- kontrollieren, ob die Flanken- und Zwerchfellatmung nicht durch seitliches Verschieben der Wirbelsäule vorgetäuscht wird
- sonst verläuft die Behandlung, wie in der vorderen Flankenatmung und Zwerchfellatmung angegeben

- das gleichzeitige Schulen der hinteren unteren Flankenatmung und der Zwerchfellatmung im Sitzen zeigt folgende Besonderheiten:

- Patienten auf einen Hocker ohne Lehne setzen
- bei Durchführung an der Bettkante werden die Füße durch Unterstellen eines Fußschemels oder eines Hockers gestützt
- Patienten auffordern, die Unterarme auf die Oberschenkel zu legen
- Patienten auffordern, den Kopf locker nach vorne hängen zu lassen

- die Behandlungsperson soll sich seitlich vom Patienten stellen
- eine Hand soll an dem hinteren unteren Flankenbereich angelegt werden
- die andere Hand soll an die Bauchdecke gelegt werden
- sonst verläuft die Behandlung, wie in der vorderen Flankenatmung und Zwerchfellatmung angegeben

- das gleichzeitige Schulen der einseitigen hinteren Flankenatmung und der Zwerchfellatmung soll erfolgen, sobald die Flanken- und Zwerchfellatmung getrennt ausreichend geübt worden sind

Fehler und Gefahren
- Einatmen durch den Mund
- Behinderung der Atmung durch zu starken Händedruck
- Behinderung der Atmung durch unsachgemäße Lagerung oder Schmerzen
- Hyperventilation
- Vortäuschung der Flanken- und Zwerchfellatmung in Rückenlage durch Ausweichbewegungen der Brust- und Lendenwirbelsäule

1.5. Schulen der Brustkorb- und Zwerchfellatmung

Zweck
- Stärken der Brustkorb- und Wirbelsäulenbeweglichkeit
- Stärken der Zwerchfellbeweglichkeit
- Anregen der Atmung

Material

unsteril (ggf. sterilisiert bzw. desinfiziert):
- Kittel
- Mundschutz
- Handschuhe
- kleines Kopfkissen
- Knierolle
- ggf. Matte
- ggf. Hocker
- ggf. Sandsack

- ggf. Fußschemel
- ggf. Übungsgeräte (z.B. Ball, Keule, Gymnastikstab)
- ggf. Spiegel

Durchführung
- Hände waschen
- ggf. Schutzkleidung anlegen
- Handschuhe anziehen
- Patienten flach auf dem Rücken lagern
- Patienten auffordern, sich zu entspannen
- Patienten auffordern, ruhig und tief zu atmen
- Atmung des Patienten beobachten
- Patienten auffordern, durch die Nase einzuatmen und durch den Mund auszuatmen
- Patienten hintereinander zu folgenden Übungen auffordern:

- während der Einatmung die Arme gestreckt nach oben neben den Kopf zu führen und auf die Unterlage zu legen
- während der Ausatmung die Arme gestreckt nach vorne zu führen und neben dem Körper auf die Unterlage zu legen
- die Hände im Nacken zu falten
- während der Einatmung die Ellenbogen auf die Unterlage zu drücken
- während der Ausatmung die Ellenbogen neben dem Kopf nach vorne zu führen und dabei den Kopf anzuheben
- während der Einatmung den linken Ellenbogen nach hinten auf die Unterlage zu drücken und dabei die linke Brustkorbseite zu dehnen
- während der Ausatmung die Ellenbogen neben dem Kopf nach vorne zu führen und dabei den Kopf anzuheben
- während der Einatmung den rechten Ellenbogen nach hinten auf die Unterlage zu drücken und dabei die rechte Brustkorbseite zu dehnen
- während der Ausatmung die Ellenbogen neben dem Kopf nach vorne zu führen und dabei den Kopf anzuheben
- beide Beine anzuziehen und die Füße aufzustellen
- beide Hände im Nacken gefaltet zu lassen
- während der Einatmung die Ellenbogen auf die Unterlage zu drücken

- während der Ausatmung den linken Ellenbogen dem rechten Knie zu nähern
- während der Einatmung die Ellenbogen auf die Unterlage zu drücken
- während der Ausatmung den rechten Ellenbogen dem linken Knie zu nähern
- während der Einatmung den rechten Ellenbogen neben dem Kopf nach vorne zu ziehen und den linken Ellenbogen nach hinten auf die Unterlage zu drücken
- dabei in die linke Lungenhälfte verstärkt einzuatmen
- während der Ausatmung den linken Ellenbogen dem rechten Knie zu nähern
- während der Einatmung den linken Ellenbogen neben dem Kopf nach vorne zu ziehen und den rechten Ellenbogen nach hinten auf die Unterlage zu drücken
- dabei in die rechte Lungenhälfte verstärkt einzuatmen
- während der Ausatmung den rechten Ellenbogen dem linken Knie zu nähern
- die Beine zu strecken und die Arme gestreckt neben den Körper zu legen
- während der Einatmung den rechten Arm gestreckt auf der Unterlage liegend seitwärts nach oben zu führen und neben den Kopf zu legen
- während der Ausatmung den rechten Arm gestreckt auf der Unterlage liegend seitwärts nach unten zu führen und neben den Körper zu legen
- während der Einatmung den linken Arm gestreckt auf der Unterlage liegend seitwärts nach oben zu führen und neben den Kopf zu legen
- während der Ausatmung den linken Arm gestreckt auf der Unterlage liegend seitwärts nach unten zu führen und neben den Körper zu legen
- die Ein- und Ausatmung 6mal innerhalb einer Übung wiederholen
- die Übung 3mal innerhalb einer Behandlung nach jeweils einer Pause von 1–3 min wiederholen
- am Ende der Behandlung ggf. Patienten in Ausgangsposition bringen

Besonderheiten
- das Schulen der Brustkorb- und Zwerchfellatmung im Sitzen zeigt folgende Besonderheiten:

- Patienten auf einem Hocker Platz nehmen
lassen
- die Füße des Patienten sollen nebeneinander stehen
- der Patient soll die Kniee geschlossen halten
- die Arme des Patienten sollen locker seitlich
hängen
- ggf. Spiegel zur Haltungskontrolle für den
Patienten bereitstellen
- der Patient soll während der Einatmung
beide Arme heben und die Wirbelsäule
strecken
- der Patient soll während der Ausatmung
beide Arme senken und die Wirbelsäule
beugen
- sonst werden die entsprechenden Übungen,
wie bei der Beschreibung der Brustkorb-
und Zwerchfellatmung im Liegen angegeben, durchgeführt
- bei Durchführung in Rückenlage Oberkörper und Schultergürtel flach lagern
- bei Durchführung im Sitzen Beckengürtel
durch Nebeneinanderstellen der Füße mit
geschlossenen Knien nach Möglichkeit fixieren
- beidseitiges Üben erfolgt in der Regel zur
allgemeinen Beweglichkeit von Brustkorb
und Zwerchfell
- einseitiges Üben erfolgt in der Regel vor
und nach Lungenresektionen, bei Pleuraer-
güssen, bei Pleuraverschwartungen und bei
Wirbelsäulenverkrümmungen

Fehler und Gefahren
- Einatmen durch den Mund
- Einschränkung der Beweglichkeit von
Brustkorb oder Schultergürtel durch un-
günstige Lagerung
- Behinderung der Atmung durch beengende
Kleidungsstücke
- Mitbewegen des Beckengürtels im Sitzen
- Hyperventilation

2. Kräftigen der Atmungsmuskulatur

2.1. Kräftigen des Zwerchfells

Zweck
- Lockern und Kräftigen des Zwerchfells
- Anregen der Ventilation
- Vorbeugen von Atelektasen

Material

unsteril (ggf. sterilisiert bzw. desinfiziert):
- Kittel
- Mundschutz
- kleines Kopfkissen
- Knierolle
- ggf. Hocker
- ggf. Fußschemel
- ggf. Übungsgeräte (z. B. Luftballon)

Durchführung
- Hände waschen
- ggf. Schutzkleidung anlegen
- Handschuhe anziehen
- Patienten flach auf dem Rücken lagern
- Beine im Kniegelenk leicht beugen und
Kniegelenke mit einer Knierolle unterstüt-
zen
- kleines Kissen unter den Nacken legen
- Patienten auffordern, sich zu entspannen
- Patienten auffordern, ruhig und tief zu at-
men
- Atmung des Patienten beobachten
- Patienten hintereinander zu folgenden
Übungen auffordern:

- die Luft schnüffelnd durch beide Nasenöff-
nungen einzuatmen
- am Ende der Einatmung den Atem für kur-
ze Zeit anzuhalten
- die Luft langsam über weit geöffnete Lippen auszuhauchen
- die Luft schnüffelnd durch beide Nasenöff-
nungen einzuatmen
- am Ende der Einatmung den Atem für kur-
ze Zeit anzuhalten
- die Luft bei gespitzten Lippen (Lippen-
bremse) unter Erzeugung von Geräuschen,

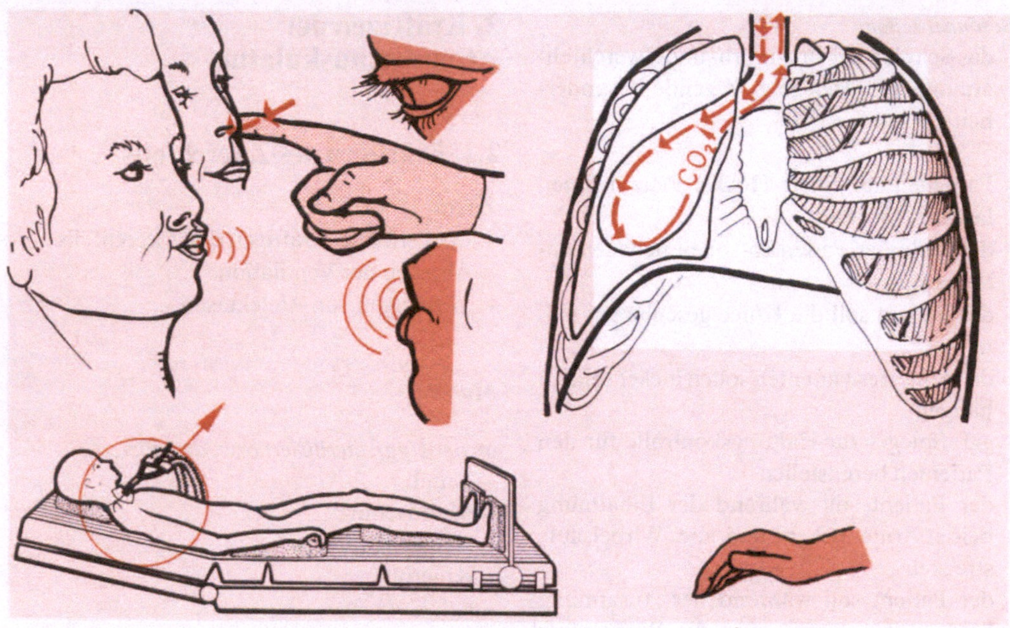

Abb. 5. Zwerchfelltraining durch spezielle Übungen

Merke: Einengung des Nasenweges mit dem Finger oder kurzes, stoßweises Einatmen erfordern eine Vertiefung der Einatmung. Hierdurch erfolgt eine Tonisierung und Mobilisation des Zwerchfells. Die Einatmung geschieht bei allen Atemübungen durch die Nase, die Ausatmung durch den Mund.

d.h. stimmhaft wie „fffff" oder „ssssss" oder „schschsch", langsam auszuatmen
- einen Naseneingang mit dem Zeigefinger zu verschließen
- ggf. verschließt die Behandlungsperson mit ihrem Zeigefinger einen Naseneingang des Patienten
- durch die andere Nasenöffnung langsam und tief einzuatmen
- durch den Mund hauchend oder stimmhaft auszuatmen
- Übung unter Verschließen des anderen Naseneingangs zu wiederholen
- beide Naseneingänge mit Zeigefinger und Daumen teilweise zu verschließen
- durch die verengten Naseneingänge langsam und tief einzuatmen
- durch den Mund hauchend oder stimmhaft auszuatmen

- langsam durch die Nase bei geschlossenem Mund einzuatmen
- am Ende der Einatmung die Atemluft bei geschlossenen Lippen in die Mundhöhle zu blasen (Trompetenstellung)
- anschließend einen feinen Spalt zwischen den Lippen freizugeben
- Luft langsam durch den feinen Lippenspalt entweichen zu lassen
- alle Ein- und Ausatmungsarten 6mal innerhalb einer Übung wiederholen
- die Übung 3mal innerhalb einer Behandlung nach jeweils einer Pause von 1–3 min wiederholen
- am Ende der Behandlung ggf. Patienten in Ausgangsposition bringen

Besonderheiten
- bei der Übung können noch folgende Maßnahmen angewendet werden:

- Gähnen
- Hecheln
- Hauchen
- Wattebauschblasen
- Luftballonblasen
- sakkadierendes Einatmen
- sakkadierendes Ausatmen

- die Übungen erfolgen mit normaler Atemfrequenz
- die Übungen erfolgen ohne übermäßige Ventilation

Fehler und Gefahren:
- Hyperventilation
- stark forciertes Ausatmen bei Stenosierung der Ausatmung
- Herz- und Kreislaufbeschwerden während der Übungen
- Pneumathorax durch Platzen einer Emphysemblase
- Einklemmungserscheinungen bei Patienten mit Zwerchfellhernie

2.2 Kräftigen des Brustkorbs und des Zwerchfells

Zweck
- Lockern des Zwerchfells
- Tonisieren des Zwerchfells
- Tonisieren der Brustkorbmuskulatur

Material

unsteril (ggf. sterilisiert bzw. desinfiziert):
- Kittel
- Mundschutz
- Handschuhe
- kleines Kopfkissen
- Knierolle
- ggf. Hocker

Durchführung
- Hände waschen
- ggf. Schutzkleidung anlegen
- Handschuhe anziehen

- Patienten in halb sitzende Stellung bringen
- Kissen unter den Nacken legen
- eine Hand an der vorderen Thoraxwand anlegen
- die andere Hand auf den Oberbauch des Patienten legen
- Patienten nacheinander zu folgenden Übungen auffordern:

- kurz und tief durch die Nase einzuatmen
- dabei mit der auf der Bauchdecke liegenden Hand kontrollieren, ob das Zwerchfell sich inspiratorisch während der Einatmung senkt
- Lippen deutlich zur Bildung des Vokals „AAAA" zu formen
- dabei wird die Mundstellung kontrolliert und ggf. durch übertriebenes Vormachen korrigiert
- langsam auf dem Vokal „AAAA" auszuatmen
- dabei wird mit der auf der Thoraxwand liegenden Hand während der Ausatmung kontrolliert, ob die Thoraxwand in Einatmungsstellung unter Anspannung der Zwischenrippenmuskulatur verharrt
- Übung mit anderen Vokalen O, U, I, E je 1mal zu wiederholen
- dabei wird die Korrektheit der Ein- und Ausatmung mit den Händen, die auf der Bauchdecke und auf der Thoraxwand liegen, kontrolliert
- Übung mit den Nasallauten M und N im Summton je 1mal zu wiederholen
- dabei wird die Korrektheit der Ein- und Ausatmung mit den Händen, die auf der Bauchdecke und auf der Thoraxwand liegen, kontrolliert
- Übung mit den Explosivlauten B, D, K, P je 1mal zu wiederholen
- dabei wird die Korrektheit der Ein- und Ausatmung mit den Händen, die auf der Bauchdecke und auf der Thoraxwand liegen, kontrolliert
- Übung durch Sprechen von kurzen und langen Wörtern mehrmals zu wiederholen
- dabei wird die Korrektheit der Ein- und Ausatmung mit den Händen, die auf der Bauchdecke und auf der Thoraxwand liegen, kontrolliert

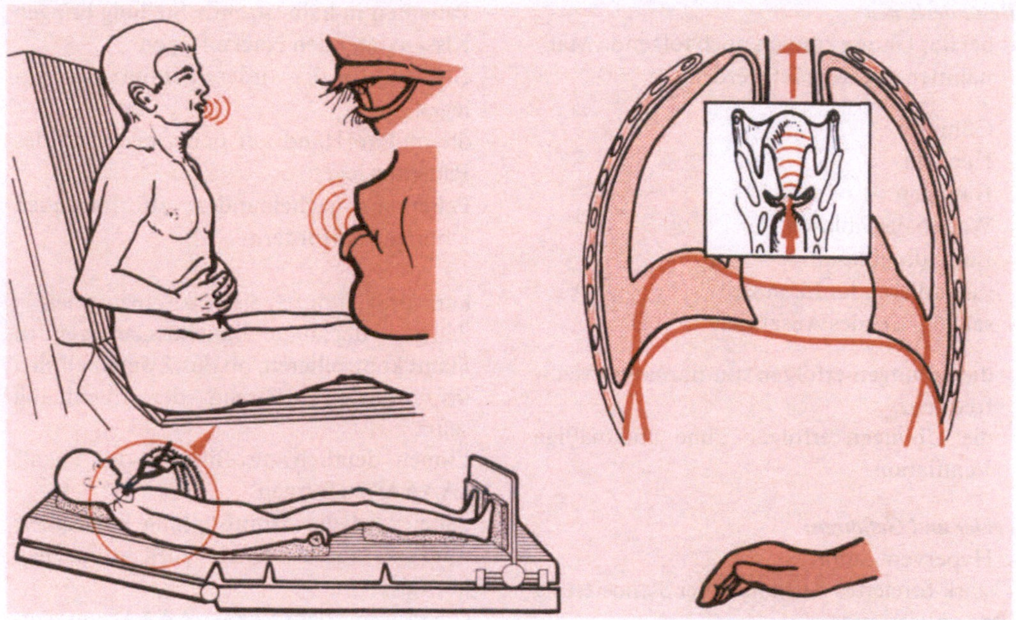

Abb. 6. Schulung der Atmung durch Phonationsübungen

Merke: Die Hände liegen unterhalb des Zwerchfells und kontrollieren die Atembewegungen. Während der Einatmung dehnt sich der Thorax und das Zwerchfell wölbt sich nach unten. Die Dehnstellung des Thorax bleibt während der Ausatmung erhalten, das Zwerchfell kehrt allmählich in seine Ausgangsstellung zurück. Die Lippen formen dabei einen Ausatmungswiderstand, der für gleichmäßige exspiratorische Luftströmung sorgt.

- Übung durch Singen 1mal zu wiederholen
- dabei wird die Korrektheit der Ein- und Ausatmung mit den Händen, die auf der Bauchdecke und auf der Thoraxwand liegen, kontrolliert
- den gesamten Übungskomplex 3mal innerhalb einer Behandlung nach jeweils einer Pause von 1–3 min wiederholen
- am Ende der Behandlung ggf. Patienten in Ausgangsposition bringen

Besonderheiten
- das Kräftigen des Brustkorbs und des Zwerchfells im Sitzen zeigt folgende Besonderheiten:

- Patienten auf einem Hocker Platz nehmen lassen

- die Füße des Patienten sollen nebeneinander stehen
- der Patient soll die Knie geschlossen halten
- sonst verläuft die Behandlung, wie beim Kräftigen des Brustkorbs und des Zwerchfells in der Rückenlage angegeben

- die Durchführung im Sitzen erleichtert die Zwerchfellbewegung
- das gesamte Übungsprogramm muß allmählich gesteigert werden
- auf die Kontrolle mit den Händen kann, sobald die richtige Atemtechnik von dem Patienten erlernt wurde, verzichtet werden
- bei offenem Tracheostoma Öffnung mit Hilfe von sterilen Kompressen durch Zusammenschieben der umliegenden Hautfalten verschließen

- bei obstruktiven Atemwegserkrankungen vorwiegend die Übung mit Nasallauten durchführen lassen

Fehler und Gefahren
- Kurzatmigkeit bei ungenügender Zwerchfellatmung
- ungenügende Dehnung der Thoraxwand bei der Einatmung
- ungenügende Spannung der Interkostalmuskulatur bei der Ausatmung
- Zuhilfenahme der thorakalen Ausatemmuskulatur bei der Ausatmung
- zu flache Lagerung des Oberkörpers des Patienten
- unsterile Handhabung des Tracheostomas
- Unwohlsein des Patienten mit Herzerkrankungen

3. Vertiefen der Atmung

3.1. Vertiefen der Atmung durch Vergrößerung des Totraumes

Zweck
- Vorbeugen von Atelektasen
- Behandeln von Atelektasen
- Vorbeugen von Lungenentzündung

Material

unsteril (ggf. sterilisiert bzw. desinfiziert):
- Kittel
- Mundschutz
- Handschuhe
- kleines Kopfkissen
- Knierolle
- Mundstück
- 6 Teilstücke (Giebelrohr) mit je 100 ccm Rauminhalt
- Aufhängevorrichtung am Bett für das Giebelrohr

Durchführung
- Hände waschen
- ggf. Schutzkleidung anlegen
- Handschuhe anziehen
- Patienten in halb sitzende Stellung bringen

- Kissen unter den Nacken legen
- Aufhängevorrichtung für das Giebelrohr am Bett festmachen
- Verpackungsmaterial entfernen
- Giebelrohrteilstücke entnehmen
- die angeordnete Anzahl von Teilstücken zusammensetzen
- Mundstück anschließen
- Atemfrequenz und Pulszahl pro min kontrollieren und schriftlich festhalten
- die Atemgeräusche über beiden Lungenhälften mit Stethoskop abhören
- ggf. hört der Arzt die Atemgeräusche ab
- Nasenklemme aufsetzen
- Giebelrohr mit dem Mundstück zwischen die Lippen des Patienten setzen
- Patienten auffordern, die Lippen dicht um das Mundstück zu schließen
- Patienten auffordern, ruhig mit normaler Atemfrequenz durch den Totraumvergrößerer ein- und auszuatmen
- während der Durchführung kontrollieren, daß der Patient nicht neben dem Mundstück oder trotz Nasenklemme durch die Nase ein- und ausatmet
- Tiefe der Atmung und die Atemfrequenz beobachten und kontrollieren
- Atemfrequenz und Pulszahl pro min wiederholt zählen und schriftlich festhalten
- bei Anstieg der Atemfrequenz Totraumvergrößerer ggf. um ein Teilstück kürzen
- Atemfrequenz und Pulszahl erneut 1 min zählen und schriftlich festhalten
- bei hochbleibender Atemfrequenz ggf. Arzt rufen
- Behandlung über eine Dauer von 7–10 min durchführen
- am Ende der Behandlung ggf. Patienten in Ausgangsposition bringen

Besonderheiten
- bei wachen und mitarbeitenden Patienten erfolgt die Durchführung über ein Mundstück
- bei nichtmitarbeitenden Patienten, bei Kiefer-, Zahn- oder Nasenverletzungen erfolgt die Durchführung ggf. mit Hilfe einer Atemmaske
- bei Erwachsenen beginnt die Behandlung, wenn nicht anders durch den Arzt verord-

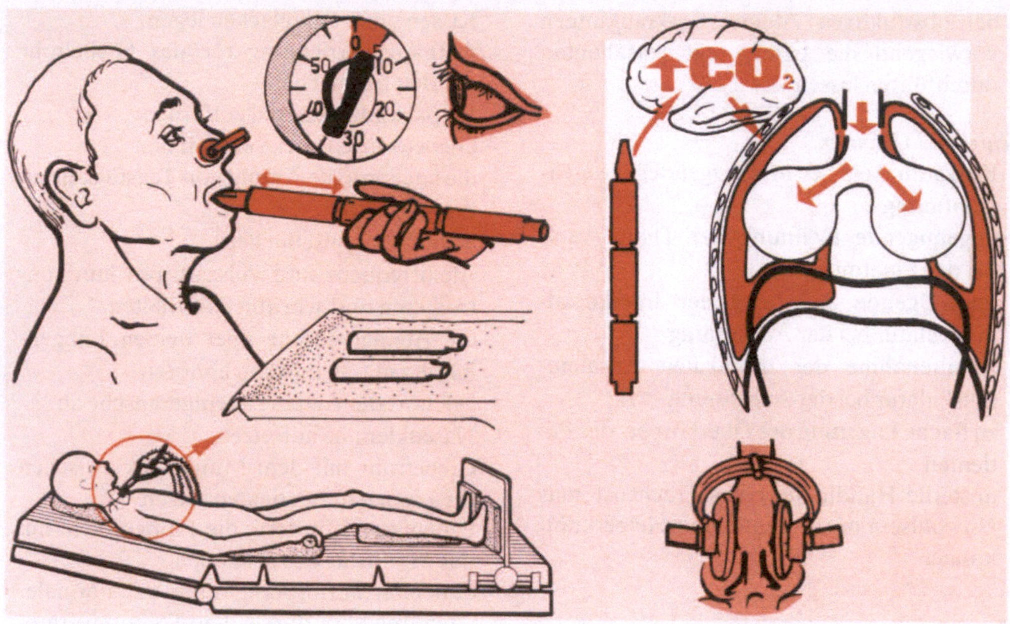

Abb. 7. Vertiefung der Atmung mit einem künstlichen Totraumvergrößerer

Merke: Bei Spontanatmung kann eine Vertiefung der Atmung mit einem künstlichen Totraumvergrößerer angestrebt werden. Das Gerät besteht aus einem Mundstück und mehreren Teilstücken von je 100 ccm Rauminhalt, die eine allmähliche Vergrößerung des künstlichen Totraumes von 100–600 ccm ermöglichen. Die Atem- und Pulsfrequenz muß während der Durchführung überwacht werden. Die Atemfrequenz soll nicht über 24 Atemzüge/min und die Pulsfrequenz nicht über 100 Schläge/min ansteigen.

net, mit einem Totraumvergrößerer von 300 ccm
- der Totraumvergrößerer wird allmählich um 100, 200 und 300 ccm bis auf 600 ccm erweitert
- bei Kindern beginnt die Behandlung, wenn nicht anders durch den Arzt verordnet, mit einem Totraumvergrößerer von 100 ccm
- der Totraumvergrößerer wird allmählich um 100 und 200 ccm bis auf 300 ccm erweitert
- es wird oft die gleichzeitige Anwendung von Sauerstoff verordnet
- Sauerstoffleitung immer am freien Ende des Totraumvergrößerers anschließen, da sonst die Wirkung der Totraumvergrößerung weitgehend aufgehoben wird

- in der Regel werden bei Erwachsenen 1–21 Sauerstoff am freien Ende des Totraumvergrößerers zugeführt
- wenn bei Erwachsenen die Atemfrequenz 24 Atemzüge pro min und/oder die Pulszahl 100 Schläge pro min überschreitet, Behandlung abbrechen und Arzt benachrichtigen
- eine merkliche Steigerung der Lungenbelüftung tritt in der Regel während der ersten 3–5 min der Behandlung ein
- nach 7 min Behandlungsdauer beobachtet man in der Regel keine weitere Steigerung der Lungenbelüftung mehr
- die 7–10minütige Behandlung wird in der Regel 2stündlich wiederholt
- neben der Kontrolle mit Stethoskop werden

blutgasanalytische und röntgenologische Kontrollen vor und nach der Behandlung durchgeführt

Fehler und Gefahren
- Entweichen von Luft neben Mundstück, Nasenklemme oder Gesichtsmaske
- Dekompensation der Atmung bei zu hoher Atemfrequenz
- Dekompensation des Kreislaufs bei zu hoher Pulszahl
- Hypoventilation bei zu hoher O_2-Dosierung
- zu starke Hyperventilation
- Zufuhr von Sauerstoff am Mundstück des Totraumvergrößerers
- zu großer Spüleffekt durch Sauerstoffzufuhr und damit Aufhebung der Totraumwirkung
- Anwendung bei Asthma- und Emphysempatienten
- Anwendung bei instabilem Thorax
- Anwendung nach Herzoperationen
- Kreuzinfektionen
- Schleimhautnekrosen bei Nichtbeachtung der Entlüftungsfristen im Anschluß an Gassterilisation

4. Sekretlösende Maßnahmen

4.1. Vibrieren des Thorax

Zweck
- Lockern der Thoraxmuskulatur
- Lockern des Bronchialsekrets

Material

unsteril (ggf. sterilisiert bzw. desinfiziert):
- Kittel
- Mundschutz
- Handschuhe
- kleines Kopfkissen
- Knierolle
- ggf. Matte

Durchführung
- Hände waschen
- ggf. Schutzkleidung anlegen
- Handschuhe anziehen
- Patienten in Rückenlage bringen
- kleines Kissen unter den Nacken legen
- Kniegelenke mit einer Rolle unterstützen
- zur Behandlung der rechten Thoraxseite stellt sich die Behandlungsperson an die linke Seite des Patienten
- zur Behandlung der linken Thoraxseite stellt sich die Behandlungsperson an die rechte Seite des Patienten
- zur Behandlung der rechten Thoraxseite die rechte Hand am unteren Rippenbogen der rechten Thoraxseite anlegen
- zur Behandlung der linken Thoraxseite die linke Hand am unteren Rippenbogen der linken Thoraxseite anlegen
- das Handgelenk der auf der Thoraxseite aufliegenden Hand ggf. durch Auflegen der anderen Hand fixieren und leicht andrükken
- Patienten auffordern, langsam und tief durch die Nase einzuatmen und durch den Mund auszuatmen
- während der Einatmung folgen die Hände der Behandlungsperson ohne Druck der Einatmungsbewegung der Thoraxwand
- ggf. während der Einatmungsbewegung mit der auf der Thoraxwand aufliegenden Hand feine Vibrationen zur Entspannung der Zwischenrippenmuskulatur erzeugen
- während der Ausatmung mit der auf der Thoraxwand aufliegenden Hand Erschütterungsstöße ohne stärkeren Druck erzeugen
- den ganzen Behandlungsvorgang über eine Dauer von 5–10 min wiederholen
- die Behandlung auf die gesamte vordere und seitliche Brustkorbwand ausdehnen
- Patienten am Ende jedes Behandlungsganges wiederholt zum Abhusten auffordern
- am Ende der Behandlung ggf. Patienten in Ausgangsposition bringen

Besonderheiten
- Vibrieren des Thorax mit zwei Händen in der Rückenlage zeigt folgende Besonderheiten:

- die Behandlungsperson stellt sich in Blickrichtung zum Patienten
- die Hände der Behandlungsperson werden beiderseits am unteren Rippenbogen des Brustkorbs angelegt
- sonst verläuft die Behandlung, wie bei dem Vibrieren des Thorax mit einer Hand angegeben

- zur Behandlung der seitlichen und hinteren Brustkorbwand wird der Patient in Seitenlage gebracht
- die Behandlung kann auch am sitzenden Patienten durchgeführt werden
- bei Patienten mit Thorax- oder Wirbelsäulenverletzung die Einzelheiten mit dem Arzt besprechen
- bei künstlich beatmeten Patienten vor und während der Behandlung die Lunge wiederholt leicht aufblähen
- bei künstlich beatmeten Patienten nach der Behandlung endotracheal absaugen
- bei intubierten oder tracheotomierten Patienten nach der Behandlung endotracheal absaugen

Fehler und Gefahren
- Verletzung der Lunge infolge unsachgemäßer Behandlung von Thoraxverletzten
- Auslösen von Schmerzen durch die Behandlung bei frischen Brustwand- oder Schlüsselbeinbrüchen
- Komplikationen infolge der Behandlung von Patienten mit Wirbelsäulenverletzungen
- Behinderung der Atembewegungen des Patienten durch zu starken Druck der Hände an der Thoraxwand
- Verspannung der Thoraxmuskulatur durch falsche Lagerung

4.2. Schütteln des Schultergürtels

Zweck
- Beweglichmachen des Schultergürtels
- Lockern der Schultergürtelmuskulatur
- Lockern des Bronchialsekrets

Material

unsteril (ggf. sterilisiert bzw. desinfiziert):
- Kittel
- Mundschutz
- Handschuhe
- kleines Kopfkissen
- Knierolle
- ggf. Matte

Durchführung
- Hände waschen
- ggf. Schutzkleidung anlegen
- Handschuhe anziehen
- Kopfende des Bettes etwa 70°–80° hochstellen
- Patienten in sitzende Stellung bringen
- die Behandlungsperson stellt sich an das Fußende des Bettes
- Patienten zum Strecken der Arme auffordern
- Handgelenke des Patienten umfassen
- die gestreckten Zeigefinger der Behandlungsperson schienen sozusagen die Handgelenke des Patienten
- Arme des Patienten durch leichten Zug strecken
- Patienten zur lockeren Haltung auffordern
- mittels gestreckter Arme den Oberkörper des Patienten schütteln
- dabei werden die Schulterblätter im Wechsel an die Wirbelsäule herangeschoben bzw. weggezogen
- das Schütteln innerhalb einer Übung bis zu einer Dauer von 1 min durchführen
- die Übung 5mal innerhalb einer Behandlung nach jeweils einer Pause von 1–3 min wiederholen
- Patienten am Ende jeder Übung wiederholt zum Abhusten auffordern
- am Ende der Behandlung ggf. Patienten in Ausgangsposition bringen

Besonderheiten
- Patienten vor der Durchführung der Übung zu wiederholten tiefen Ein- und Ausatmungen auffordern
- bei der Durchführung im Liegen, z. B. auf der Matte, steht die Behandlungsperson in Brusthöhe über dem Patienten

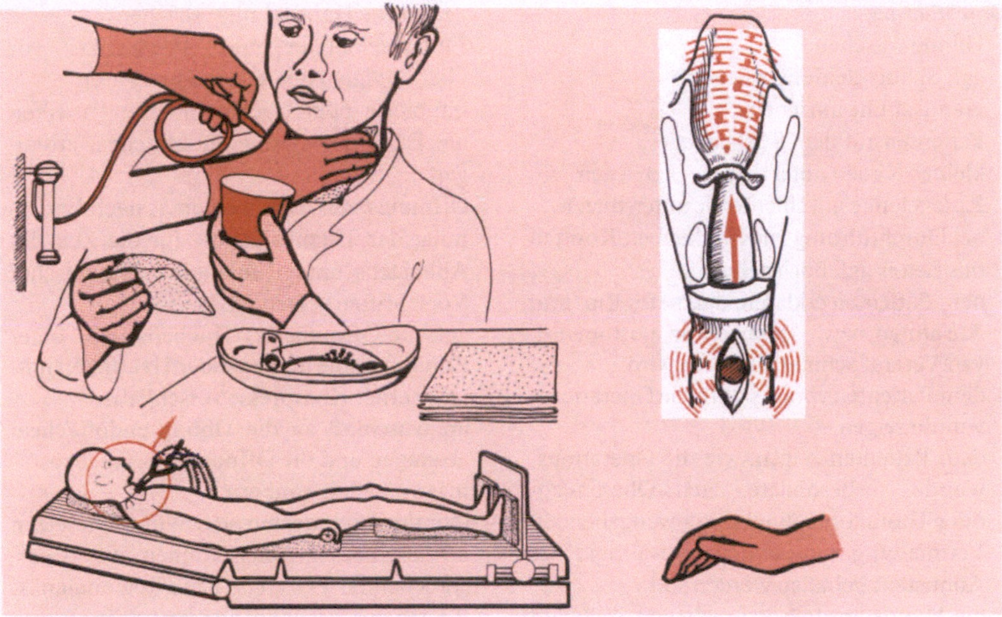

Abb. 8. Abhusten bei offenem Tracheostoma

Merke: Die Auswurfleistung ist bei offenem Tracheostoma gering. Erst nach Abdichten des Tracheostomas können die Stimmbänder ihre Funktion beim Husten voll entfalten. Sterilität ist erforderlich. Stark forciertes Husten kann zum Erbrechen führen.

– bei der Schüttelung die Bewegung der Handgelenke des Patienten vermeiden
– bei dem Schütteln die Bewegung der Arme des Patienten im Ellenbogen vermeiden
– intubierte oder tracheotomierte Patienten während der Übung manuell beatmen
– am Ende der Übung endotracheal absaugen

Fehler und Gefahren
– Zerrung der Handgelenke und/oder Ellenbogengelenke bei der Durchführung der Behandlung
– Durchführung der Behandlung bei Patienten mit Verletzungen im Bereich der Hände, Arme, des Schultergürtels und/oder der Wirbelsäule
– Durchführung der Behandlung bei schlaffen Lähmungen der Arme oder des Schultergürtels
– Beschädigung oder Verlagerung eines liegenden Gefäßkatheters in der Vena cava

4.3. Hustentraining

Zweck
– Üben der Technik des Abhustens vor und nach Operation
– Stärken der Auswurfleistung des Abhustens vor und nach Operation

Material

unsteril (ggf. sterilisiert bzw. desinfiziert):
– Kittel
– Mundschutz
– Handschuhe
– kleines Kopfkissen
– Knierolle
– Zellstoff
– Kompressen
– Abwurfbehälter

Durchführung
- Hände waschen
- ggf. Schutzkleidung anlegen
- Handschuhe anziehen
- Patienten auf dem Rücken lagern
- kleines Kissen unter den Nacken legen
- Kniegelenke mit einer Rolle unterstützen
- bei Durchführung im Krankenbett Kopfteil des Bettes ggf. hochstellen
- dem Patienten erklären, daß tiefes Ein- und Ausatmen bzw. Abhusten im postoperativen Verlauf schmerzhaft sein wird
- dem Patienten voraussichtliche Operationswunde zeigen
- dem Patienten zeigen, wie die Operationswunde, insbesondere nach Oberbauch- oder Thoraxoperationen, zur weitgehenden Vermeidung von Schmerzen während des Abhustens gehalten werden soll
- die Hände an die entsprechende Stelle am Patienten legen
- mit den Händen den erforderlichen Druck ausüben
- Patienten auffordern, tief durch die Nase einzuatmen
- Patienten auffordern, bei der Einatmung Bauchwand und Flankenbereich der Thoraxwand entsprechend zu dehnen
- während der Einatmung des Patienten den voraussichtlichen Bereich der Operationswunde mit beiden Händen fixieren, ohne die Einatmung durch Druck zu behindern
- während der Ausatmung des Patienten den Druck der Hände verringern
- Übung mehrmals durch den Patienten mit gleichzeitigem Husten in der Ausatmungsphase wiederholen lassen
- Patienten auffordern, mit eigenen Händen den voraussichtlichen Wundbereich zu fixieren
- Übung mehrmals durch den Patienten mit gleichzeitigem Husten in der Ausatmungsphase wiederholen lassen
- am Ende der Behandlung ggf. Patienten in Ausgangsposition bringen

Besonderheiten
- in der postoperativen Phase sterilen Verband an der Wunde durch Auflegen von Zellstoff oder Kompressen schützen

- ggf. sterile Handschuhe anziehen
- Emphysematiker und Asthmatiker vor übermäßiger Anstrengung bewahren
- intubierte oder tracheotomierte Patienten am Ende der Übung endotracheal absaugen
- Öffnung eines Tracheostomas nach Entfernung der Trachealkanüle für die Zeit des Abhustens unter Einhaltung hygienischer Vorschriften verschließen
- ggf. die Öffnung des Tracheostomas unter Zuhilfenahme umliegender Hautfalten mittels steriler Kompresse verschließen
- im Anschluß an die Übung endotracheal absaugen und die Öffnung des Tracheostomas vorsichtig säubern
- thorakale Schmerzen oder Wundschmerzen im Oberbauchbereich können mittels entsprechender Leitungs- bzw. Regionalanästhesien ausgeschaltet werden

Fehler und Gefahren
- Pneumothorax bzw. Spannungspneumothorax nach forciertem Abhusten bei Emphysematiker
- Blutung durch Verletzung des Granulationsgewebes im Bereich der Tracheotomiewunde
- Durchführung der Übung bei Patienten mit Nahtinsuffizienz

4.4. Lagerungsdrainage

Zweck
- Fördern des Abflusses von Bronchialsekret aus den einzelnen Lungensegmenten

Material

unsteril (ggf. sterilisiert bzw. desinfiziert):
- Kittel
- Mundschutz
- Handschuhe
- kleines Kopfkissen
- Knierolle
- Sandsack
- Zellstoff
- Kompressen
- ggf. Klötze zum Hochstellen des Bettes
- ggf. schiefe Ebene mit Sprossenwand

- ggf. Vibrationsmassagegerät
- ggf. Absauggerät
- ggf. Absaugkatheter
- ggf. Behälter zum Sammeln von Trachealsekret

Durchführung
- Hände waschen
- ggf. Schutzkleidung anlegen
- Material bereitlegen
- Handschuhe anziehen

- die Lagerungsdrainage zum Fördern des Bronchialsekrets aus den apikalen Segmenten beider Oberlappen wird wie folgt durchgeführt:

- Patienten aufsetzen
- Kopfteil des Bettes erhöhen
- Patienten mit um 30° zurückgeneigtem Oberkörper lagern
- ggf. Kissen unter den Rücken schieben
- Kopf mit einem kleinen Kissen unterstützen
- Patienten auffordern, langsam und tief durch die Nase einzuatmen und durch den Mund auszuatmen
- während der Ausatmung Klopfungen mit der Hand oder mit den Fingerkuppen beiderseits über dem Schlüsselbein durchführen
- Behandlung 10–15 min lang durchführen
- Patienten wiederholt zum Abhusten auffordern
- Abhusten ggf. durch Erschütterungen des Thorax unterstützen
- bei tracheotomierten oder intubierten Patienten ggf. endotracheal absaugen
- am Ende der Behandlung ggf. Patienten in Ausgangsposition bringen

- die Lagerungsdrainage zum Fördern des Bronchialsekrets aus den posterioren Segmenten beider Oberlappen wird wie folgt durchgeführt:

- Patienten aufsetzen
- Oberkörper des Patienten um 30° nach vorne beugen und abstützen
- Patienten auffordern, langsam und tief durch die Nase einzuatmen und durch den Mund auszuatmen

- während der Ausatmung Klopfungen mit der hohlen Hand, mit zur Faust geschlossenen Fingern, mit der ulnaren Handkante oder mit den Fingerkuppen oberhalb der Schulterblätter durchführen
- Behandlung 10–15 min lang durchführen
- Patienten wiederholt zum Abhusten auffordern
- Abhusten ggf. durch Erschütterungen des Thorax unterstützen
- bei tracheotomierten oder intubierten Patienten ggf. endotracheal absaugen
- am Ende der Behandlung ggf. Patienten in Ausgangsposition bringen

- die Lagerungsdrainage zum Fördern des Bronchialsekrets aus den anterioren Segmenten beider Oberlappen wird wie folgt durchgeführt:

- Patienten flach auf dem Rücken lagern
- Kopf und Kniegelenke mit einem Kissen oder einer Knierolle unterstützen
- Patienten auffordern, langsam und tief durch die Nase einzuatmen und durch den Mund auszuatmen
- während der Ausatmung Klopfungen mit der flachen Hand an der Vorderwand des Brustkorbes unterhalb der Schlüsselbeine durchführen
- Behandlung 10–15 min lang durchführen
- Patienten wiederholt zum Abhusten auffordern
- Abhusten ggf. durch Erschütterungen des Thorax unterstützen
- bei tracheotomierten oder intubierten Patienten ggf. endotracheal absaugen
- am Ende der Behandlung ggf. Patienten in Ausgangsposition bringen
- die Lagerungsdrainage zum Fördern des Bronchialsekrets aus den posterolateralen Abschnitten des linken Oberlappens wird wie folgt durchgeführt:

- Kopfende des Bettes um 45 cm erhöhen
- Patienten auf die rechte Seite lagern
- Kissen vor den Patienten zwischen Schultergürtel und Hüfte legen
- Oberkörper des Patienten um 45° nach vorne drehen

- linken Arm auf einem Kissen lagern
- rechten Arm nach hinten strecken
- beide Kniee anbeugen
- linkes Knie vor dem rechten lagern
- Patienten auffordern, langsam durch die Nase einzuatmen und durch den Mund auszuatmen
- während der Ausatmung Klopfungen mit der hohlen Hand über dem linken Schulterblatt ausführen
- Behandlung 10–15 min lang durchführen
- Patienten wiederholt zum Abhusten auffordern
- Abhusten ggf. durch Erschütterungen des Thorax unterstützen
- bei tracheotomierten oder intubierten Patienten ggf. endotracheal absaugen
- am Ende der Behandlung ggf. Patienten in Ausgangsposition bringen

- die Lagerungsdrainage zum Fördern des Bronchialsekrets aus den posterolateralen Abschnitten des rechten Oberlappens wird wie folgt durchgeführt:

- Kopfende des Bettes um 45 cm erhöhen
- Patienten auf der linken Seite lagern
- Kissen vor den Patienten zwischen Schultergürtel und Hüfte legen
- Oberkörper des Patienten um 45° nach vorne drehen
- rechten Arm auf dem Kissen lagern
- linken Arm nach hinten strecken
- beide Kniee anbeugen
- rechtes Knie vor dem linken lagern
- Patienten auffordern, langsam durch die Nase einzuatmen und durch den Mund auszuatmen
- während der Ausatmung Klopfungen mit der hohlen Hand über dem rechten Schulterblatt ausführen
- Behandlung 10–15 min lang durchführen
- Patienten wiederholt zum Abhusten auffordern
- Abhusten ggf. durch Erschütterungen des Thorax unterstützen
- bei tracheotomierten oder intubierten Patienten ggf. endotracheal absaugen
- am Ende der Behandlung ggf. Patienten in Ausgangsposition bringen

- die Lagerungsdrainage zum Fördern des Bronchialsekrets aus dem Lingualsegment des linken Oberlappens wird wie folgt durchgeführt:

- Fußende des Bettes um 30 cm erhöhen
- Patienten auf der rechten Seite lagern
- Kissen zwischen Schultergürtel und Hüfte hinter den Patienten legen
- Oberkörper des Patienten um 45° zurückdrehen
- linken Arm zurück auf das Kissen legen
- Patienten auffordern, tief durch die Nase einzuatmen und durch den Mund auszuatmen
- während der Ausatmung Klopfungen mit der hohlen Hand über der linken Vorderwand des Brustkorbes ausführen
- Behandlung 10–15 min lang durchführen
- Patienten wiederholt zum Abhusten auffordern
- Abhusten ggf. durch Erschütterungen des Thorax unterstützen
- bei tracheotomierten oder intubierten Patienten ggf. endotracheal absaugen
- am Ende der Behandlung ggf. Patienten in Ausgangsposition bringen

- die Lagerungsdrainage zum Fördern des Bronchialsekrets aus dem rechten Mittellappen wird wie folgt durchgeführt:

- Fußende des Bettes um 30 cm erhöhen
- Patienten auf der linken Seite lagern
- Kissen zwischen Schultergürtel und Hüfte hinter den Patienten legen
- Oberkörper des Patienten um 45° zurückdrehen
- rechten Arm zurück auf das Kissen legen
- Patienten auffordern, langsam und tief durch die Nase einzuatmen und durch den Mund auszuatmen
- während der Ausatmung Klopfungen mit der hohlen Hand über der rechten Vorderwand des Brustkorbes ausführen
- Behandlung 10–15 min lang durchführen
- Patienten wiederholt zum Abhusten auffordern
- Abhusten ggf. durch Erschütterungen des Thorax unterstützen

- bei tracheotomierten oder intubierten Patienten ggf. endotracheal absaugen
- am Ende der Behandlung ggf. Patienten in Ausgangsposition bringen

- die Lagerungsdrainage zum Fördern des Bronchialsekrets aus den oberen Segmenten beider Unterlappen wird wie folgt durchgeführt:

- Bett in horizontaler Lage belassen
- Patienten auf dem Bauch lagern
- Kissen unter den Bauch des Patienten schieben
- Patienten auffordern, langsam und tief durch die Nase einzuatmen und durch den Mund auszuatmen
- während der Ausatmung Klopfungen mit der hohlen Hand über dem mittleren Abschnitt der Brustkorbhinterwand ausführen
- Behandlung 10–15 min lang durchführen
- Patienten wiederholt zum Abhusten auffordern
- Abhusten ggf. durch Erschütterungen des Thorax unterstützen
- bei tracheotomierten oder intubierten Patienten ggf. endotracheal absaugen
- am Ende der Behandlung Patienten ggf. in Ausgangsposition bringen

- die Lagerungsdrainage zum Fördern des Bronchialsekrets aus den laterobasalen Segmenten des linken Unterlappens wird wie folgt durchgeführt:

- Fußende des Bettes um 45 cm erhöhen
- Patienten auf der rechten Seite lagern
- kleine Kissen unter den Kopf und unter die Taille schieben
- Kniegelenke angebeugt lagern
- Patienten auffordern, langsam und tief durch die Nase einzuatmen und durch den Mund auszuatmen
- während der Ausatmung Klopfungen mit der hohlen Hand über dem unteren Rippenbogen der linken Seite durchführen
- Behandlung 10–15 min lang durchführen
- Patienten wiederholt zum Abhusten auffordern

- Abhusten ggf. durch Erschütterungen des Thorax unterstützen
- bei tracheotomierten oder intubierten Patienten ggf. endotracheal absaugen
- am Ende der Behandlung ggf. Patienten in Ausgangsposition bringen

- die Lagerungsdrainage zum Fördern des Bronchialsekrets aus den laterobasalen Segmenten des rechten Unterlappens wird wie folgt durchgeführt:

- Fußende des Bettes um 45 cm erhöhen
- Patienten auf der linken Seite lagern
- kleine Kissen unter den Kopf und unter die Taille schieben
- Kniegelenke angebeugt lagern
- Patienten auffordern, langsam und tief durch die Nase einzuatmen und durch den Mund auszuatmen
- während der Ausatmung Klopfungen mit der hohlen Hand über dem unteren Rippenbogen der rechten Seite durchführen
- Behandlung 10–15 min lang durchführen
- Patienten wiederholt zum Abhusten auffordern
- Abhusten ggf. durch Erschütterungen des Thorax unterstützen
- bei tracheotomierten oder intubierten Patienten ggf. endotracheal absaugen
- am Ende der Behandlung ggf. Patienten in Ausgangsposition bringen

- die Lagerungsdrainage zum Fördern des Bronchialsekrets aus den anterobasalen Segmenten beider Unterlappen wird wie folgt durchgeführt:

- Fußende des Bettes um 45 cm erhöhen
- Patienten auf dem Rücken lagern
- Kopf und Kniegelenke mit einem Kissen bzw. einer Knierolle unterstützen
- Patienten auffordern, langsam und tief durch die Nase einzuatmen und durch den Mund auszuatmen
- während der Ausatmung Klopfungen mit der hohlen Hand beiderseits über den unteren Rippen ausführen
- Behandlung 10–15 min lang durchführen
- Patienten wiederholt zum Abhusten auffordern

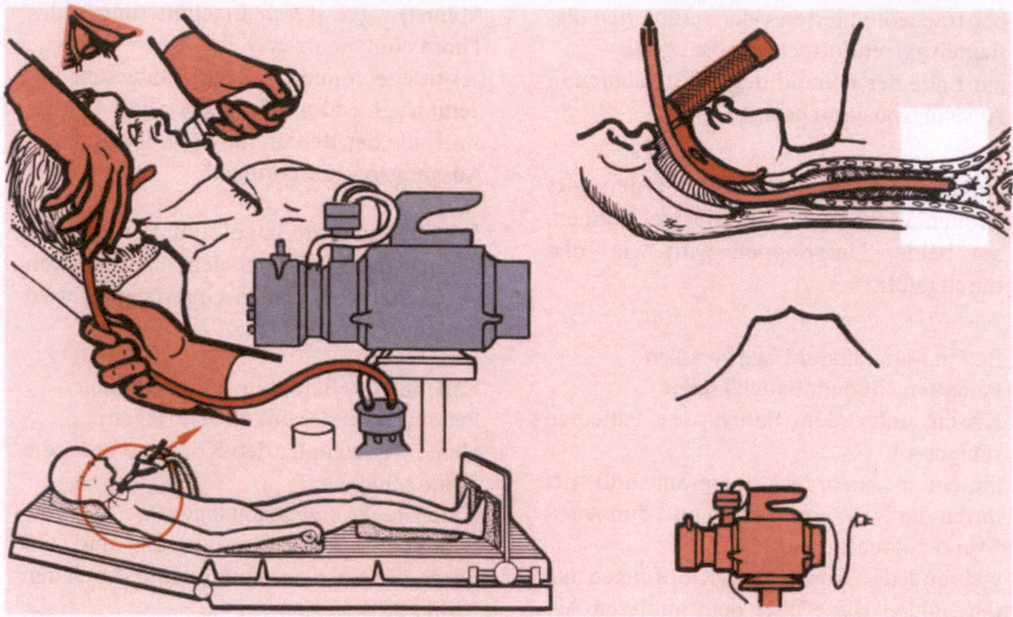

Abb. 9. Absaugen des Bronchialsekretes aus der Luftröhre

Merke: Stark geschwächte oder sedierte Patienten können das durch die Inhalation oder Beatmungsinhalation gelöste Sekret häufig nicht selbst durch Husten entfernen. In diesen Fällen muß das Bronchialsekret aus der Luftröhre abgesaugt werden. Für das Absaugen wird der Kehlkopfeingang mit Hilfe eines Laryngoskopes sichtbar gemacht.

– Abhusten ggf. durch Erschütterungen des Thorax unterstützen
– bei tracheotomierten oder intubierten Patienten ggf. endotracheal absaugen
– am Ende der Behandlung ggf. Patienten in Ausgangsposition bringen

– die Lagerungsdrainage zum Fördern des Bronchialsekrets aus den posterobasalen Segmenten beider Unterlappen wird wie folgt durchgeführt:

– Fußende des Bettes um 45 cm erhöhen
– Patienten auf dem Bauch lagern
– Kissen unter die Hüften schieben
– Patienten auffordern, langsam und tief durch die Nase einzuatmen und durch den Mund auszuatmen
– während der Ausatmung Klopfungen mit der hohlen Hand über den unteren Rippen der Thoraxhinterwand durchführen

– Behandlung 10–15 min lang durchführen
– Patienten wiederholt zum Abhusten auffordern
– Abhusten ggf. durch Erschütterungen des Thorax unterstützen
– bei tracheotomierten oder intubierten Patienten ggf. endotracheal absaugen
– am Ende der Behandlung ggf. Patienten in Ausgangsposition bringen

– nach jeder Übung verwendetes Material ggf. reinigen, ggf. desinfizieren und wegräumen

Besonderheiten
– bei der präoperativen Durchführung Patienten ggf. auf einem Schrägbrett (schiefe Ebene) im Gymnastiksaal behandeln
– Hoch- oder Tieflagerung des Oberkörpers mit Hilfe von Kissen, wenn Hoch- oder

Tiefstellen des Krankenbettes in der postoperativen Behandlung nicht möglich ist
- Lagerungsdrainage im Anschluß an atemgymnastische Behandlung, Inhalation oder Beatmungsinhalation durchführen
- keine Bauchlagerung bei intubierten oder tracheotomierten Patienten
- Umlagerungen bei intubierten oder tracheotomierten Patienten nur nach unmittelbarer Rücksprache mit dem Arzt oder dem Pflegepersonal durchführen
- intubierte oder tracheotomierte Patienten während und nach der Durchführung wiederholt absaugen
- mehr als 3 Einzelbehandlungen hintereinander sollen nicht vorgenommen werden

Fehler und Gefahren
- Lagerung auf der verletzten Seite bei Rippenfrakturen
- Durchführung bei Wirbelfrakturen
- Durchführung bei Lungentuberkulose
- Übertragung von Infektionen durch abfließende Sekrete in andere Bronchialbereiche

Inhalationstherapie

Inhalationstherapie

Zweck
- Anfeuchten der Einatmungsluft
- Anfeuchten und Erwärmen der Einatmungsluft
- Vorbeugen des Eintrocknens von tracheobronchialem Sekret
- Verflüssigen des tracheobronchialen Sekrets
- Verabreichen von Bronchodilatatoren

Organisation
- die Inhalationstherapie wird auf ärztliche Verordnung angewendet
- die Inhalationstherapie wird in der präoperativen Phase in der Regel von Pflegekräften durchgeführt
- die Inhalationstherapie wird in der postoperativen Phase von Pflegekräften durchgeführt
- die Inhalationstherapie der Intensivbehandlung wird von Pflegekräften durchgeführt
- die Inhalationstherapie bei ambulanten Patienten wird in der Regel entweder durch Krankenpflegekräfte oder durch Krankengymnasten durchgeführt
- die Inhalationstherapie wird in der Regel mit atmungsgymnastischen Maßnahmen kombiniert
- die Atmungsgymnastik wird in der Regel durch Physiotherapeuten bzw. Krankengymnasten durchgeführt
- oft wird die Inhalationstherapie nach gezieltem Schulen als Heimtherapie vorgenommen
- die ärztliche Anordnung schreibt den Inhalator, die zu inhalierende Flüssigkeit, ggf. die Menge des zu inhalierenden Medikamentes, die Temperatur der zu inhalierenden Aerosole oder Dämpfe, die Anzahl der täglichen Behandlungen, die Dauer der einzelnen Behandlungen und die Dauer der Gesamtbehandlung vor
- pro Tag sind in der Regel 3 Behandlungen erforderlich
- eine Behandlung dauert in der Regel 10–15 min
- innerhalb einer Behandlung wird in der Regel eine halbminütige Pause nach 3 min Behandlungsdauer erforderlich sein
- während der Beatmungstherapie wird die Inhalationstherapie in der Regel kontinuierlich durchgeführt
- beim Inhalieren von Medikamenten muß der Patient ständig überwacht werden
- das Atmungstraining wird in der Regel im Anschluß an eine Inhalationsbehandlung vorgenommen
- bei der Durchführung der Inhalationstherapie sind die hygienischen Vorsichtsmaßnahmen einzuhalten
- Reinigung, Desinfektion und Sterilisation der Geräte sind regelmäßig und vorschriftsmäßig vorzunehmen
- das Überprüfen der Effektivität der Inhalationstherapie erfolgt durch Befragen des Patienten, Kontrolle der Atmung mit einfachen Geräten, durch Thoraxröntgenkontrolle und ggf. durch blutgasanalytische Untersuchungen.

Hygiene
- die Durchführung der Inhalationstherapie in Behandlungsräumen kann wesentlich zur Verbreitung von Hospitalkeimen und Kreuzinfektionen beitragen
- Aerosole und Dämpfe sorgfältig dosieren, damit keine unnötige Anfeuchtung der Raumluft erfolgt
- feuchte Raumluft begünstigt Kreuzinfektionen
- Aerosole und Dämpfe sollen in der Regel

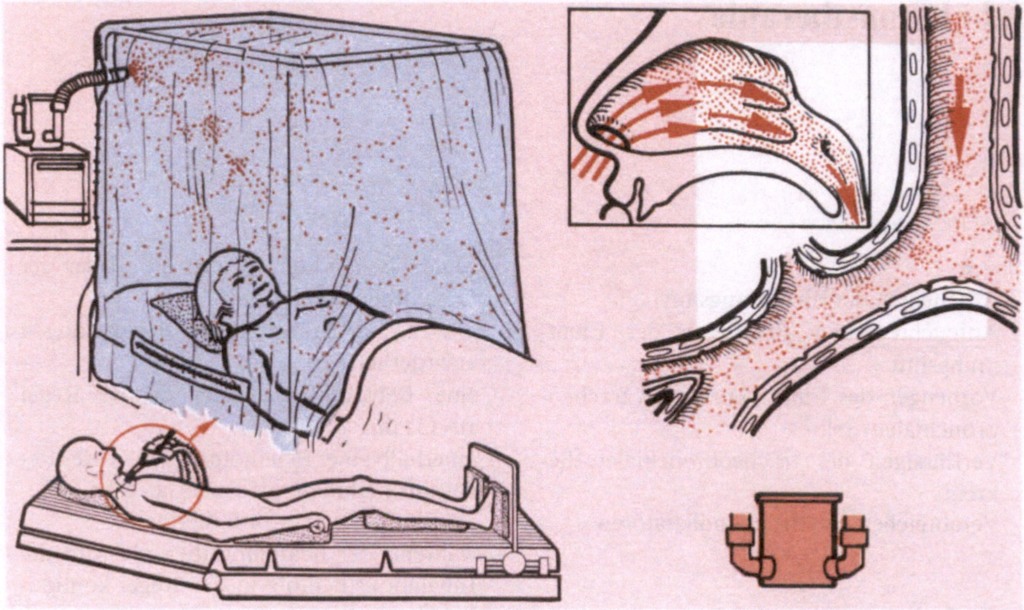

Abb. 10. Anwendung des Klimazeltes

Merke: Die Klimazelte werden zum Anfeuchten der Einatmungsgase in Spontanatmung verwendet. Bei tracheotomierten oder intubierten Patienten reicht diese Maßnahme in der Regel nicht aus, die Austrocknung der Schleimhaut des Tracheobronchialsystems zu verhindern. Zudem kann die Einatmungsluft auf diesem Wege meist nicht ausreichend vorgewärmt werden. Die Anwendung des Klimazeltes ist für den Patienten nicht angenehm.

mittels Mundstück oder Maske bei spontanatmenden Patienten zur Verabreichung kommen

– die Öffnung von Kathetern und Schläuchen zur Verabreichung von Dämpfen oder Aerosolen ist so nah wie möglich an den Patienten heranzuführen

– feuchte Niederschläge müssen von der Haut des Patienten entfernt werden

– Kondenswasser im Inhalationssystem muß aufgefangen werden

– das Behandlungspersonal soll Handdesinfektion vornehmen und ggf. sterile Handschuhe anziehen

– Medikamentenvernebler und Verneblertopf sollen während der Behandlung nicht geöffnet werden

– beim Leerwerden des Verneblertopfes kei-

ne Flüssigkeit nachfüllen, sondern einen neuen sterilen Verneblertopf aufgefüllt in das Inhalationssystem einsetzen

– bei Funktionsstörungen im sterilen Schlauchsystem oder im Verneblertopf das gesamte Schlauchsystem einschließlich Verneblertopf, ggf. auch Medikamentenvernebler, gegen ein steriles System auswechseln, d.h. die Funktionsstörung soll nicht während der Behandlung behoben werden

– es dürfen nur sterile Flüssigkeiten vernebelt werden

– nach Möglichkeit sind Einmalsysteme zu verwenden

– Verneblerschlauchsystem, ggf. einschl. Mundstück oder Maske, Verneblertopf und Medikamentenvernebler sind bei Dauer-

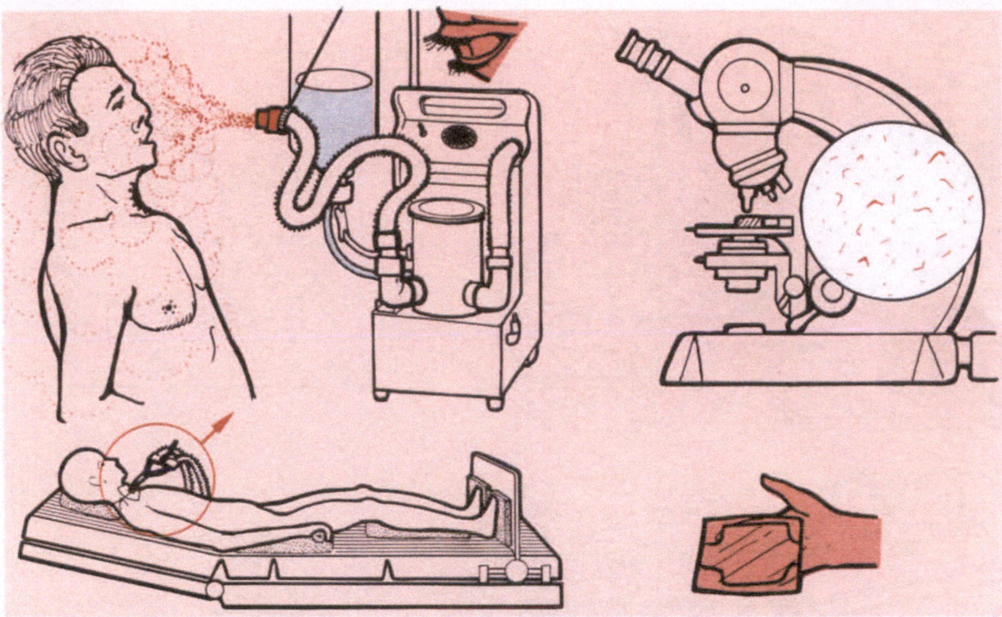

Abb. 11. Gefahr der Infektion bei fehlerhafter Anwendung von Verneblern

Merke: Die Anwendung von Verneblern in der Behandlung erhöht wesentlich die Gefahr von Kreuzinfektionen. Aerosole sollen dem Patienten direkt zugeführt und nicht in die Zimmerluft geblasen werden. Die Leistung von Ultraschallverneblern darf darum nur so hoch wie nötig eingestellt werden.

therapie spätestens nach 12 h gegen sterile auszuwechseln
- für jede Einzelbehandlung ein neues steriles Verneblerschlauchsystem, ggf. einschl. Mundstück oder Maske, Verneblertopf und Medikamentenvernebler verwenden
- Vernebler mit Gebläse nur dann verwenden, wenn sie über Luftfilter verfügen
- nach Möglichkeit zusätzlich Bakterienfilter einsetzen
- Luftfilter in der Regel nach 100 Betriebsstunden, jedoch wöchentlich mindestens einmal wechseln
- Bakterienfilter nach 12 Betriebsstunden, spätestens jedoch nach 2 Tagen wechseln

Desinfektion
- vor jeder Desinfektion Vernebler und Verneblerschlauchsysteme mit allen Bestandteilen reinigen

- für die Reinigung das Gesamtsystem in alle Einzelteile zerlegen
- die Reinigung erfolgt in der Regel durch Wässerung
- bei der Reinigung die Vorschriften der Herstellerfirmen berücksichtigen; nicht alle Geräte vertragen die Reinigung mit Seife
- bei Reinigung ggf. vorhandene Schleimreste entfernen
- Düseneinlaßventile, Verbindungsstücke, Verneblertopf und Medikamentenvernebler reinigen und auf Durchgängigkeit kontrollieren
- Kalkablagerungen entfernen
- Schläuche sind ggf. mit Hilfe von Flaschenbürsten zu reinigen
- Verneblertopfsysteme bei Ultraschallvernebler können in der Regel durch Verneblung einer 2%-igen Essigsäurelösung über 15 min oder einer 7,5%-igen Wasserstoffsu-

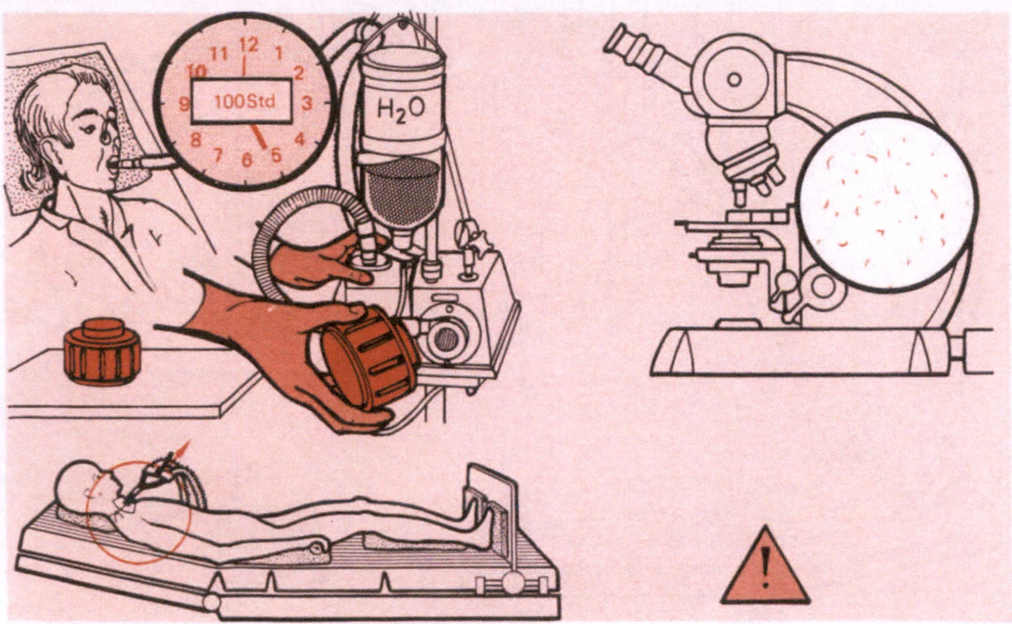

Abb. 12. Verhütung von Infektionen bei der Anwendung von Verneblern

Merke: Für die Inhalationstherapie sollen Vernebler mit Bakterienfiltern bevorzugt werden. Die Anwendung solcher Geräte setzt die Gefahr der Atemwegsinfektionen herab. Diese Filter sind vorschriftsmäßig und regelmäßig zu wechseln.

peroxydlösung über 20 min gereinigt bzw. desinfiziert werden, wobei die Herstellervorschriften zu beachten sind

– einige Ultraschallköpfe oder Schwingplatten können mit Alkohol vorsichtig gereinigt bzw. desinfiziert werden

– erst nach gründlicher Reinigung wird die Desinfektion durchgeführt

– die Desinfektion mit Alhydexlösung wird wie folgt durchgeführt:

– als Selbstschutz Hautkontakte mit der Lösung vermeiden

– Siebeinsatz in den Behälter mit Alhydexlösung setzen

– alle Einzelteile des Verneblersystems in Alhydexlösung vollständig eintauchen

– 10 min Einwirkungszeit abwarten

– die Einzelteile des Verneblersystems mit Hilfe des Siebeinsatzes aus dem Behälter herausnehmen

– Alhydexlösung ablaufen lassen

– Siebeinsatz mit allen Einzelteilen des Verneblerschlauchsystems in den Behälter mit Natriumbisulfatlösung vollständig eintauchen

– Behälter mit Natriumbisulfatlösung zudecken

– nach einer kurzen Einwirkungszeit Natriumbisulfatlösung ablaufen lassen

– Siebeinsatz mit allen Einzelteilen des Verneblersystems in einen Behälter mit Spülflüssigkeit eintauchen

– ggf. 1–1,5 h wässern

– Wasserrückstände ggf. durch Blasen mit Druckluft beseitigen

– für die Desinfektion mit Alhydexlösung müssen die Herstellervorschriften berücksichtigt werden

– nicht alle Einzelteile bei jedem System können auf diese Art desinfiziert werden

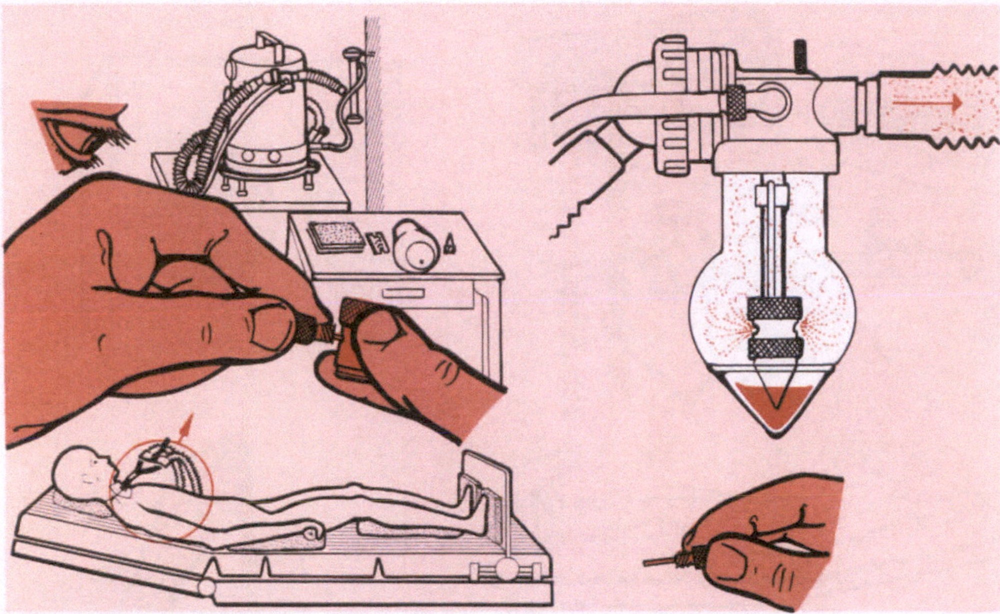

Abb. 13. Reinigen der Düsen in Verneblern

Merke: Wasserablagerungen oder Medikamentenreste verlegen oft die feinen Düsenöffnungen und Gänge in den Verneblern. Eine regelmäßige Reinigung der Düsen ist deshalb erforderlich.

– Desinfektion des Verneblersystems mit Chloramin 80 wird wie folgt durchgeführt:
– als Selbstschutz Hautkontakte mit der Lösung vermeiden
– nach Vorreinigung der zerlegten Einzelteile diese in einen Behälter mittels Siebeinsatz einsetzen
– die 1,5%ige Chloraminlösung vorschriftsmäßig herstellen
– auf alle Einzelteile des Verneblersystems Chloraminlösung über 0,5 h einwirken lassen
– Chloraminlösung ablaufen lassen
– alle Einzelteile 1–1,5 h wässern
– nach der Desinfektion werden unter Beachtung der Herstellervorschriften die Einzelteile oder halb zusammengesetzten Systeme sterilisiert
– alle Geräteteile und Zubehörteile, einschl. Stativ, Haltearm, Gebläse, Motorgehäuse etc., die nicht sterilisiert werden können,

müssen nach jeder Behandlung mit desinfizierender Lösung abgewaschen werden

Sterilität
– für die Sterilität der Verneblersysteme sind die Herstellervorschriften zu berücksichtigen
– nicht alle Einzelteile von allen Geräten können einer Heißluft- bzw. Dampfsterilisation unterzogen werden
– viele sterilisierbare Kunststoffteile werden durch Dampfsterilisation schneller zerstört als durch Gassterilisation
– die Dampfsterilisation erfolgt in der Regel bei 120 °C
– höhere Temperaturen können auch thermostabile Teile des Verneblersystems schneller schädigen
– Verneblersysteme werden in völlig zerlegtem Zustand der Dampf- bzw. Heißluftsterilisation zugeführt

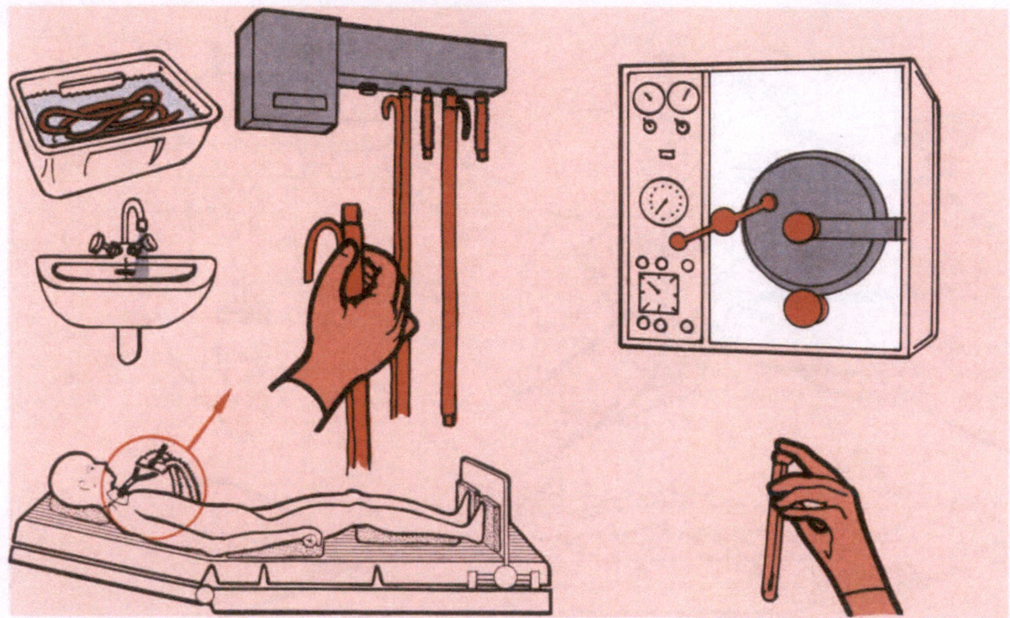

Abb. 14. Reinigung, Desinfektion und Sterilisation von Schlauchsystemen

Merke: Gereinigte und desinfizierte Schlauchsysteme müssen getrocknet werden, da Feuchtigkeitsrückstände in Faltenschläuchen Nährböden für Bakterien und Pilze sind. Die Feuchtigkeitsrückstände behindern die Wirkung sterilisierender Mittel und erhöhen bei Aethylensterilisation die Gefahr, daß toxische Rückstände in den Schläuchen verbleiben.

– für die Gassterilisation muß das Verneblersystem nach dem Zerlegen, Reinigen und der Desinfektion vollständig getrocknet und eingeschweißt werden

– für die Gassterilisation können die Verneblerschlauchsystemteile zusammengesetzt werden, Verneblertöpfe müssen jedoch offen bleiben

– für die Kontrolle der Effektivität der Sterilisation werden an dem zu sterilisierenden Gut Kontrollstreifen angebracht

– nach der Gassterilisation soll eine ausreichende Lüftung gewährleistet sein

– bei Zimmertemperatur beträgt die Mindestlüftungszeit 7 Tage

– im Trockenschrank bei 60 °C kann die Lüftungszeit wesentlich verkürzt werden (siehe die jeweiligen Firmenangaben)

– sterilisiertes Gut ist spätestens nach 4 Wochen Lagerungszeit vor der Anwendung neu zu sterilisieren

– für das Zusammensetzen sterilisierter Verneblersysteme sterile Handschuhe, Mundschutz und Schutzkittel anziehen

– Arbeitsfläche desinfizieren und mit sterilen Tüchern abdecken

– beim Verschweißen sterilisierten Gutes sterile Handhabung gewährleisten

– Verneblertopf, Verdampfertopf oder Medikamentenvernebler mit steriler Flüssigkeit füllen

– für die Dauerverneblung sterile Flüssigkeitsbehälter (Infusionsflasche) und Infusionsbestecke verwenden

Besonderheiten

– in der Regel wird steriles Aqua dest. vernebelt oder verdampft

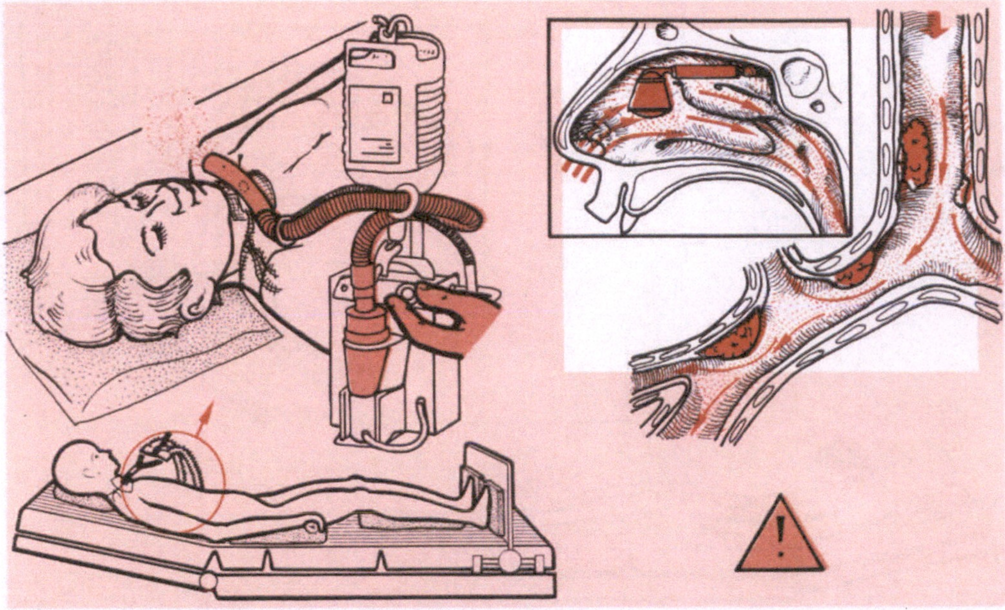

Abb. 15. Anfeuchten der Einatmungsgase bei tracheotomierten Patienten

Merke: Die Tracheotomie ist mit der Ausschaltung der Funktion des Nasen-Rachen-Raumes verbunden. Somit gerät trockene Luft in den Tracheobronchialbaum, was austrocknende Schleimhaut, Borkenbildung und Verlegung von Bronchien zur Folge hat. Diese Komplikationen müssen durch Anwendung eines Verneblers verhindert werden. Anfeuchtung der Einatmungsluft ohne gleichzeitige Anwärmung ist kaum wirkungsvoll.

- es kann sterile physiologische Kochsalzlösung vernebelt oder verdampft werden
- zur Verflüssigung von Sekreten verwendet man sehr selten verdünnten Alkohol
- bei stark eingetrocknetem Sekret (Borkenbildung im Tracheobronchialraum) wird Natriumbikarbonatlösung instilliert; diese Flüssigkeit wird nicht vernebelt
- zur Verflüssigung eiweißarmer Sekrete werden Medikamente vernebelt, die die Oberflächenspannung herabsetzen
- zur Verflüssigung eiweißreicher infizierter Sekrete werden Fermentpräparate vernebelt
- bei entsprechendem bakteriologischen Befund können auch Antibiotika als Medikamente vernebelt werden
- bei der Verneblung von Bronchodilatatoren

- als Medikamente müssen Herzfrequenz und Herzrhythmus überwacht werden
- bei beheizbarem Verdampfer, Zerstäuber oder Vernebler darf die Temperatur der Einatmungsluft am Mundstück des Patienten 38 °C bei tracheotomierten oder intubierten Patienten nicht überschreiten
- viele Patienten vertragen kalte Aerosole sehr schlecht, sie reagieren mit heftigem Husten
- sogenannte Kaltvernebler mit einfachem Gebläse erzeugen zu große Flüssigkeitstropfen
- Vernebler, die zu große Flüssigkeitstropfen erzeugen, befeuchten bei spontanatmenden Patienten überwiegend nur den Nasen-Rachen-Raum
- Vernebler, die zu große Flüssigkeitstropfen

39

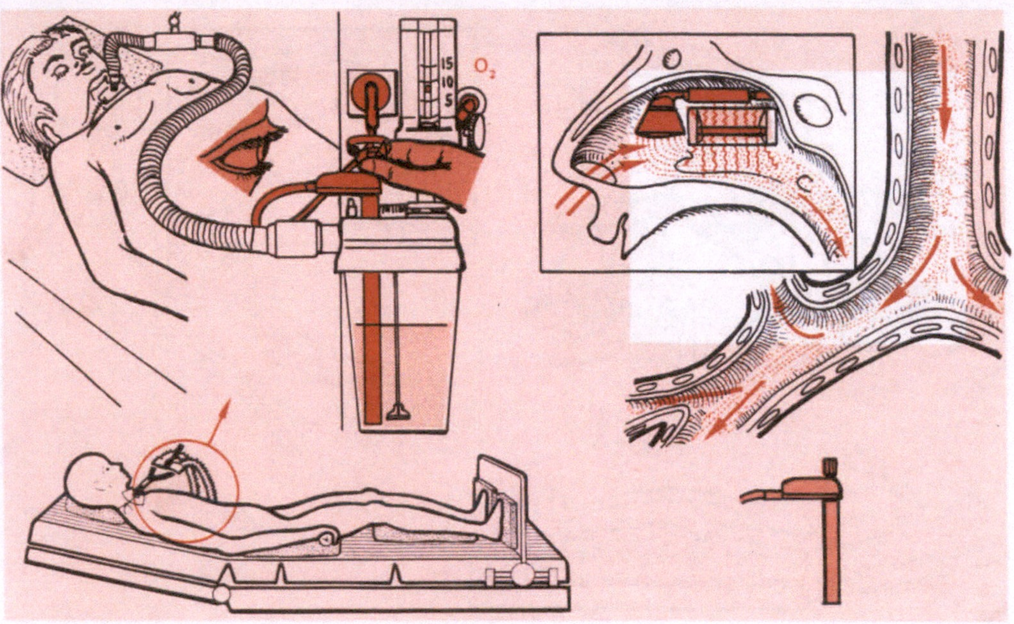

Abb. 16. Erwärmung der Einatmungsgase bei tracheotomierten Patienten

Merke: Während der Passage durch den Nasen-Rachenraum wird die Einatmungsluft gefiltert, angefeuchtet und erwärmt. Diese Funktionen des Nasen-Rachen-Raumes entfallen bei tracheotomierten oder intubierten Patienten. Neben dem Anfeuchten der Einatmungsluft ist die wohldosierte Erwärmung Voraussetzung für die Erhaltung der Funktionstüchigkeit der Schleimhaut und des Flimmerepithels des Tracheobronchialbaumes.

erzeugen, sind für die Inhalationstherapie intubierter oder tracheotomierter Patienten nicht geeignet
- Vernebler, die zu inhomogene Aerosole erzeugen, befeuchten nur den oberen Teil der Luftwege, insbesondere den Nasen-Rachen-Raum
- bei inhomogenen Aerosolen kondensieren kleine Tropfen an größeren, daher sind sie für die Inhalationstherapie nicht so wirksam
- für die Befeuchtung des Tracheobronchialraumes sind nur Düsenvernebler, Ultraschallvernebler und Verdampfer geeignet
- Düsenvernebler, Ultraschallvernebler und Verdampfer erzeugen homogene Aerosole bzw. Dämpfe mit kleinen Tropfengrößen
- für die Befeuchtung der terminalen Bronchiolen sind Tropfengrößen um $1\,\mu$ erforderlich
- bei schwerstkranken oder sehr schwachen Patienten, die zu langsam einatmen, genügt in der Regel die Befeuchtung der Bronchien mit Aerosolen in der Spontanatmung nicht
- bei zu langsamer Einatmung können die Flüssigkeitspartikelchen durch die Strömung bei der Einatmung nicht weit genug transportiert werden
- bei schwerstkranken oder sehr schwachen Patienten soll die Inhalationstherapie mit assistierter Beatmung als Beatmungsinhalation durchgeführt werden
- schwerstkranke oder schwache Patienten können die verflüssigten Sekrete oft nicht ausreichend abhusten
- bei schwerstkranken oder sehr schwachen

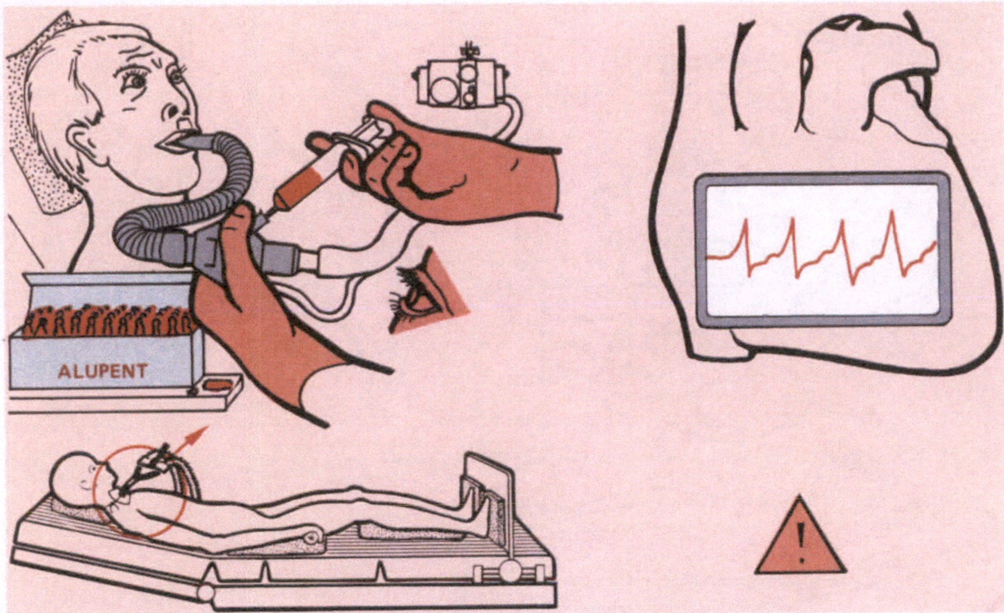

Abb. 17. Gefahren durch Inhalation von Medikamenten

Merke: Die Gesamtoberfläche der Lunge ist sehr groß. Inhalierte Medikamente gelangen sehr schnell in die Blutbahn und damit in die linke Herzkammer bzw. in die Herzkranzgefäße. Sie können Störungen der Herzfunktion verursachen. Eine Kontrolle durch Elektrokardiogramm ist ggf. bei einigen Medikamenten erforderlich.

Patienten sammeln sich die Sekrete in der Regel unterhalb der Stimmbänder
- schwerstkranke oder sehr schwache Patienten sollen – in Spontanatmung mit Hilfe eines Laryngoskopes – steril endotracheal abgesaugt werden
- bei Patienten nach Thorax- oder Bauchoperationen ist das Abhusten von verflüssigtem Sekret durch die Inhalationstherapie wegen zu starker Schmerzen in der Regel nicht ausreichend
- bei Patienten nach thorakalen oder abdominellen Eingriffen soll in der Regel für das Abhusten eine Hustenhilfe gegeben werden
- für die Hustenhilfe sichert man mit beiden Händen durch Druck auf Thorax oder Abdomen, daß die Operationswunde beim Husten nicht zu stark belastet wird
- bei Patienten nach thorakalen oder abdominellen Eingriffen soll die Inhalationstherapie mit therapeutischen Nervenblockaden (Interkostalblockaden) oder mit kontinuierlicher Periduralanästhesie (bei Bauchoperationen) kombiniert werden
- die Effektivität der Inhalationstherapie ist durch Kontrolluntersuchungen oft nicht festzustellen; die Patienten geben jedoch subjektive Besserung ihres Zustandes an

Fehler und Gefahren
- Haut- und Schleimhautschäden beim Verwenden von Inhalationssystemen nach Gassterilisation ohne ausreichende Lüftung
- Verwenden von unsterilem Material
- Vernebeln von unsteriler Flüssigkeit
- Nebenwirkungen von vernebelten Medikamenten
- Vernebeln von Alkohol in zu hoher Konzentration und zu hoher Dosierung

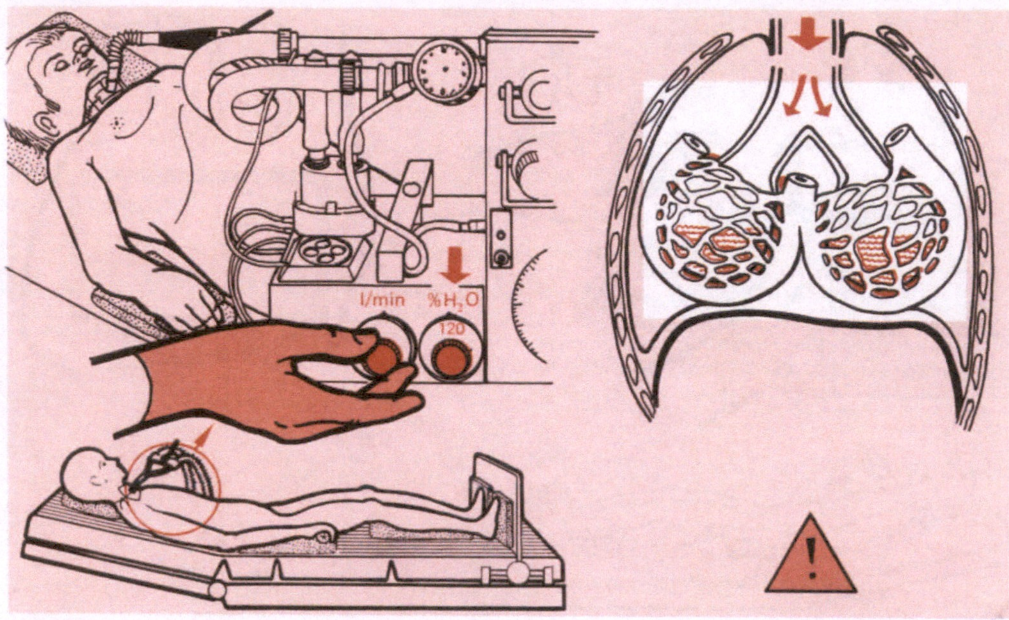

Abb. 18. Verhütung der feuchten Lunge bei Anwendung von Ultraschallverneblern

Merke: Die pro Zeiteinheit zugeführte Flüssigkeitsmenge muß besonders bei Anwendung von Ultraschallverneblern genau dosiert werden. Übermäßige Flüssigkeitszufuhr beim Anfeuchten der Einatmungsluft führt zur Verschlechterung des Gasaustausches. Es gilt der Grundsatz: So viel wie nötig, so wenig wie möglich!

- schwere Hustenanfälle und Erstickungsanfälle beim Patienten durch plötzlichen Beginn der Inhalationstherapie mit großen Aerosolmengen
- Vernebeln von hypertonen Salzlösungen kann zu Hämorrhagie in der Lunge führen
- Zufuhr zu hoher Flüssigkeitsmengen insbesondere mittels Ultraschallvernebler bei Langzeitverneblung
- Vernebeln von kalten Aerosolen bei Patienten, die nur warme Nebel tolerieren
- Verwenden von einfachen Kaltverneblern bei tracheotomierten oder intubierten Patienten
- die Verwendung des alten Bronchitiskessels bei tracheotomierten oder intubierten Patienten ist wegen der Hitzeeinwirkung schädlich
- zu hohe Temperaturen der Einatmungsluft

- bei beheizbarem Vernebler oder Verdampfer
- zu starke Verschleimung der Trachea, insbesondere bei Schwerstkranken oder Alterspatienten, die nicht abhusten können
- Platzbauch nach abdominellen Operationen bei zu starkem Husten, ausgelöst durch die Inhalationstherapie
- zu starke Anfeuchtung der Luft im Patientenzimmer begünstigt Kreuzinfektionen und Hospitalismus

5. Handhabung der Vernebler

5.1. Vernebler Puritan-Bennett

5.1.1. Zerlegen des Gerätes

Zweck

- Reinigen und Desinfizieren des Schlauch-
systems und des Verneblers
- Sterilisieren des Schlauchsystems und des
Verneblers
- Füllen des Verneblertopfes
- Beheben von Funktionsstörungen

Material

unsteril (ggf. steril):
- Handschuhe
- Schutzkittel
- Unterlage
- Patientenfaltenschlauch mit Mundstück
oder Maske
- ggf. Adapter für Katheter
- ggf. Katheter
- Vernebler mit Flowmeter, Heizstab einschl.
Kabel und Stecker sowie Sicherheitsventil
- ggf. feiner Draht zum Düsenreinigen

Durchführung
- Hände waschen
- Handschuhe anziehen
- Schutzkittel anlegen
- Arbeitsfläche mit einer Unterlage abdecken

- Zerlegen des Patientenfaltenschlauchsystems wird wie folgt durchgeführt:

- Patientenfaltenschlauch vom Vernebler-
stutzen abziehen
- ggf. Adapterstück aus dem Stutzen des Verneblers herausziehen
- Maske, Mundstück vom Patientenfaltenschlauch entfernen
- ggf. Katheter vom Adapterstück entfernen

- Zerlegen des Verneblers Puritan-Bennett
wird wie folgt durchgeführt:

- Flowmeter abstellen
- ggf. Stecker des Heizstabkabels aus der
Steckdose ziehen
- Vernebler durch Aufschrauben der Überwurfmutter vom Flowmeter abnehmen
- Verneblertopf abschrauben
- ggf. Verneblertopf entleeren
- ggf. Heizstabhülse mit Heizstab aus der
Heizstaböffnung des Verneblerdeckels her-
ausziehen
- Heizstab aus der Heizstabhülse entfernen
und beides ablegen
- Sicherheitsventil aus dem Deckel des Ver-
neblertopfes herausnehmen
- Verneblerdeckel umdrehen
- Halterung des Dichtungsringes des Verneb-
lerdeckels am Haltenippel fassen und an-
heben
- Halterung und Dichtungsring des Verneb-
lerdeckels herausnehmen
- Syphonstab mit einer Hand festhalten
- Filterkörper von der Spitze des Syphonsta-
bes entfernen
- Syphonstab mit Syphonschlauch aus dem
Verneblerdeckel entfernen

- ggf. alle Einzelteile vorschriftsmäßig reinigen, desinfizieren, verpacken und sterilisieren
- sonstiges Material wegräumen
- Handschuhe und Schutzkittel abwerfen

Besonderheiten
- das Zerlegen des Patientenfaltenschlauchsystems mit Mundstück oder Maske sowie
des Verneblers stellt in der Regel einen Arbeitsgang dar
- Heizstab vor dem Entfernen aus dem Verneblerdeckel abkühlen lassen
- Filterkörper am Syphonstab vorsichtig
handhaben
- Flowmeter, Heizstab mit Kabel und Stecker
werden mit desinfizierender Lösung abge-
wischt
- bei Verstopfung der Gaseinlauföffnung am
Deckel des Verneblers diese mit feinem
Draht vorsichtig reinigen
- Öffnung nach Reinigung mit Luft oder Sauerstoff durchblasen
- Verneblertopf, Verneblerdeckel, Sicher-

heitsventil, Heizstabhülse, ggf. Verschlußkappe, Syphonstab, Syphonschlauch, Filterkörper, Dichtungsring, Halterung des
Dichtungsringes werden vorschriftsmäßig
gereinigt und desinfiziert
- Ablagerungen an der Heizstabhülse mit feiner Stahlwolle vorsichtig entfernen
- bei Verwendung des Verneblers ohne Heizstab gehört zu der Ausrüstung eine Verschlußkappe für die Heizstaböffnung des
Verneblerdeckels
- alle Einzelteile mit Ausnahme des Flowmeters und des Heizstabes können nach Reinigung und Desinfektion einer vorschriftsmäßigen Dampfsterilisation unterzogen werden
- Wirksamkeit des Sterilisationsverfahrens
anhand des Indikators überprüfen
- die Dampfsterilisation der Einzelteile erfolgt bei 120°C
- mit Ausnahme des Flowmeters und des
Heizstabes können alle Teile des Verneblers
autoklaviert werden
- durch Dampfsterilisation bei 135°C verkürzt sich die Lebensdauer des Materials
um 10–20%
- infolge der Dampfsterilisation treten nach
einiger Zeit Farbveränderungen auf
- mit der Farbveränderung ist keine Beeinträchtigung der Funktion verbunden
- für die Gassterilisation Verneblertopf, Syphonstab einschl. Verneblerschlauch und
Filterkörper vorschriftsmäßig zusammensetzen
- Verneblertopf, Verneblerdeckel mit Syphonstab, Verneblerschlauch und Filterkörper, Heizstabgehäuse, ggf. Adapter,
Katheter, Patientenfaltenschlauch mit
Mundstück oder Maske werden ggf. für die
Gassterilisation getrennt eingeschweißt
- im Anschluß an die Gassterilisation dauert
die Lüftungszeit bei Zimmertemperatur
7 Tage
- durch Lagerung im Trockenschrank bei
60°C kann die Lüftungszeit auf 12 h verkürzt werden

Fehler und Gefahren
- Beschädigung der Gaseinlaßöffnung
- Beschädigung des Dichtungsringes
- Beschädigung der Halterung des Dich-
tungsringes
- Beschädigung des Filterkörpers
- Beschädigung des Flowmeters und des
Heizstabes durch Dampfsterilisation
- Gefahr von Verbrennung bei ungenügender
Abkühlung des Heizstabes
- Haut- bzw. Schleimhautschäden durch un-
genügende Lüftung nach Gassterilisation

5.1.2. Zusammensetzen des Gerätes

Zweck
- Zusammensetzen des Gerätes nach Dampf-
sterilisation bzw. für die Gassterilisation
- Bereitstellen des Gerätes nach vorheriger
Sterilisation
- Überprüfen der Verneblerdüse, des Sy-
phonstabes und des Filterkörpers
- Füllen des Verneblertopfes

Material

steril (ggf. unsteril):
- Handschuhe
- Schutzkittel
- Unterlage
- Patientenfaltenschlauch mit Mundstück
oder Maske
- ggf. Adapterstück für Katheter
- ggf. Katheter
- Verneblertopf
- Verneblerdeckel mit Düsengehäuse und
Überwurfmutter
- Dichtungsring
- Halterung für Dichtungsring
- ggf. Sicherheitsventil 40 mm Hg
- ggf. Sicherheitsventil 2 psi
- ggf. Verschlußkappe für die Heizstaböff-
nung des Verneblerdeckels
- Heizstabhülse
- Heizstab mit Heizstabregler
- Syphonschlauch
- Syphonstab
- Filterkörper
- ggf. feiner Draht zum Düsenreinigen

Durchführung
- Hände waschen
- Handschuhe anziehen
- Schutzkittel anlegen
- Arbeitsfläche desinfizieren
- Arbeitsfläche mit einer sterilen Unterlage abdecken
- ggf. Effektivität der Sterilisation anhand des Indikators überprüfen
- ggf. Einzelteile der sterilen Verpackung entnehmen und auf die sterile Unterlage legen

- Zusammensetzen des Patientenfaltenschlauchsystems wird wie folgt durchgeführt:

- Patientenfaltenschlauch mit Maske oder Mundstück verbinden
- ggf. Katheter mit Adapterstück verbinden
- Zusammensetzen des Verneblers Puritan-Bennett wird wie folgt durchgeführt:

- Deckel des Verneblers mit der Oberseite nach unten auf die Arbeitsfläche legen
- Dichtungsring in den Verneblerdeckel einsetzen
- Halterung des Dichtungsringes in den Verneblerdeckel einsetzen
- Filterkörper an die Spitze des Syphonstabes schieben
- Syphonschlauch mit Syphonstab und Filterkörper in den Deckel einsetzen
- Verneblerdeckel mit einer Hand festhalten
- Verneblerdeckel mit Verneblertopf zusammenschrauben
- Heizstab in die Heizstabhülse setzen
- Heizstabhülse mit Heizstab in die Öffnung des Verneblerdeckels einsetzen
- ggf. Heizstaböffnung des Verneblerdeckels mit Verschlußkappe verschließen
- Sicherheitsventil 40 mm Hg in den Verneblerdeckel einsetzen
- ggf. Sicherheitsventil 2 psi in den Verneblerdeckel einsetzen

- sonstiges Material wegräumen
- Handschuhe und Schutzkittel abwerfen

Besonderheiten
- das Zusammensetzen des Patientenfaltenschlauchsystems mit Mundstück oder Maske sowie des Verneblers stellt in der Regel einen Arbeitsgang dar
- 40-mm-Hg-Sicherheitsventil bei der Verwendung englumiger Schläuche, Katheter und Trachealtuben einsetzen
- 2-psi-Sicherheitsventil bei der Verwendung weitlumiger Schläuche, Masken oder eines Zeltes einsetzen
- ggf. Heizstaböffnung mit der Kappe dicht verschließen
- bei Beheizung des Verneblers soll ein Patientenfaltenschlauchsystem mit größerem Durchmesser Verwendung finden
- zur Inhalation mit einem beheizten Vernebler ist der Vernebler nach Möglichkeit unterhalb des Kopfniveaus des Patienten aufzuhängen, damit Kondenswasser aus dem Patientenfaltenschlauchsystem in den Vernebler zurückfließen kann
- für die Gassterilisation Verneblertopf, Syphonstab einschl. Verneblerschlauch und Filterkörper vorschriftsmäßig zusammensetzen
- Wirksamkeit des Sterilisationsverfahrens vor Bereitstellung des Gerätes anhand des Indikators überprüfen

Fehler und Gefahren
- unsterile Handhabung der Einzelteile beim Zusammensetzen des Gerätes
- ungenügende Lüftung nach Gassterilisation

5.1.3. Funktionskontrolle des Gerätes

Zweck
- Überprüfen der Funktion des Sicherheitsventils
- Überprüfen des Systems auf Dichtigkeit
- Überprüfen der Funktion des Heizstabes
- Überprüfen der Verneblerleistung

Material

steril (ggf. unsteril):
- Handschuhe
- Schutzkittel

- Flowmeter
- ggf. Gasflasche
- Verneblertopf mit Überwurfmutter
- Patientenfaltenschlauch
- ggf. Adapterstück mit Katheter
- Aqua dest.

Durchführung
- Hände waschen
- Handschuhe anziehen
- Schutzkittel anlegen
- Flowmeter an die Gasleitung anschließen
- ggf. Flowmeter auf eine Gasflasche setzen
- Verneblertopf mittels der Überwurfmutter an dem Flowmeter fest anschrauben
- Patientenfaltenschlauch auf den Stutzen des Verneblertopfes fest aufsetzen
- ggf. Adapterstück mit Katheter auf den Stutzen des Verneblertopfes aufsetzen
- Verneblertopf abschrauben
- Verneblertopf mit sterilem Aqua dest. bis zur oberen Markierung füllen
- Verneblertopf mit dem Deckel verschrauben
- dreieckigen Regler des Mischventils anheben und bis zur Anzeige 100% aufdrehen und einrasten lassen
- Flowmeter auf 3 l/min einstellen
- Ende des Verneblerschlauches in der Nähe des Ansatzstutzens des Verneblertopfes komprimieren
- dabei kontrollieren, ob durch das Sicherheitsventil Gas aus dem Verneblertopf entweicht
- ggf. Undichte des Systems suchen und beheben
- Stecker des Heizstabkabels in die Steckdose stecken
- Heizstabregler einstellen
- nach 10 min mit dem Handrücken kontrollieren, ob der aus dem Verneblertopf austretende Nebel angewärmt ist
- ggf. das System am Patienten anschließen
- sonstiges Material wegräumen
- Handschuhe und Schutzkittel abwerfen

Besonderheiten
- Überwurfmutter zur Verbindung des Flowmeters mit dem Vernebler nur mit der Hand anziehen

- dünnere Katheter für das Patientenfaltenschlauchsystem verursachen bei Beheizung des Verneblers Betriebsstörungen
- bei mangelhafter Verneblerleistung Filterkörper, Düsenöffnung und Syphonstab auf Verstopfung kontrollieren

Fehler und Gefahren
- Verstopfung des Filterkörpers
- Verstopfung der Düsenöffnung
- Verstopfung des Syphonstabes
- Eindringen von Wasser in die Heizstabhülse beim Lecktest
- Einschalten des Heizstabes ohne ausreichende Flüssigkeit in dem Verneblertopf

5.2. Ultraschallvernebler Hico-DeVILBISS 35 B

5.2.1. Zerlegen des Gerätes

Zweck
- Reinigen und Desinfizieren des Schlauchsystems, des Verneblergehäuses, des Kontaktflüssigkeitsbehälters und des Verneblerkammersystems
- Sterilisieren des Schlauchsystems und des Verneblerkammersystems
- Füllen der Verneblerkammer
- Beheben von Funktionsstörungen

Material

unsteril (ggf. steril):
Handschuhe
- Schutzkittel
- Unterlage
- Patientenspiralschlauch mit Mundstück oder Maske
- ggf. Adapter für Anschluß von Sauerstoff oder Druckluft
- Gebläsegehäuse mit Haltegriff, Kabel und Stecker mit Filter, Kontaktflüssigkeitsbehälter einschl. Abflußschlauch sowie Abflußschlauchöse, Verneblerkammersystem, Spiralschlauch für Gebläse und Flüssigkeitsbehälter einschl. Flüssigkeitsschlauch sowie Tropfenregler (Infusionsbesteck)

– ggf. Sicherheitsventil
– Auffanggefäß für die Flüssigkeit im Kontaktflüssigkeitsbehälter

Durchführung
– Hände waschen
– Handschuhe anziehen
– Schutzkittel anlegen
– Arbeitsfläche mit einer Unterlage abdecken

– Zerlegen des Patientenspiralschlauchsystems und der Nachfüllflasche mit Flüssigkeitsschlauch wird wie folgt durchgeführt:

– Tropfenregler der Nachfüllflasche schließen
– Nachfüllflasche hinstellen
– Wasserschlauch von dem Nippel des Niveaureglers abziehen
– Flüssigkeitsschlauch anheben und Flüssigkeit aus dem Flüssigkeitsschlauch zurückfließen lassen
– Wasserschlauch von dem Nippel des Flaschenverschlusses abziehen
– Flaschenverschluß abschrauben
– Flüssigkeitsbehälter entleeren
– Patientenspiralschlauch mit Ansatzstück von dem Winkelrohr im Ausgangsstutzen des Verneblers abziehen
– ggf. Kondenswasser aus dem Patientenfaltenschlauch entfernen
– Maske oder Mundstück vom Verneblerschlauch abziehen

– Zerlegen des Verneblerkammersystems, des Verneblergehäuses und des Kontaktflüssigkeitsbehälters wird wie folgt durchgeführt:

– Spiralschlauch für Gebläse vom Winkelstück in der Gebläseöffnung abziehen
– Spiralschlauch für Gebläse mit dem Winkelrohr im Ausgangsstutzen des Verneblers verbinden
– eine der beiden Gummiklemmen an der Seite des Kontaktflüssigkeitsbehälters zurückbiegen
– Verneblerkammer mit beiden Deckelhälften des Kontaktflüssigkeitsbehälters einseitig anheben

– die andere Gummiklemme an der Seite des Kontaktflüssigkeitsbehälters zurückbiegen
– Verneblerkammer mit beiden Deckelhälften aus dem Kontaktflüssigkeitsbehälter herausheben
– eine Deckelhälfte festhalten
– die andere Deckelhälfte mit einer Drehbewegung im Uhrzeigersinn lösen
– beide Deckelhälften von der Verneblerkammer entfernen
– transparenten Deckel der Verneblerkammer abnehmen
– Restflüssigkeit aus der Verneblerkammer ausgießen
– Spiralschlauch für Gebläse vom Winkelrohr im Ausgangsstutzen des Verneblers entfernen
– Spiralschlauch für Gebläse mit Ansatzstück vom Winkelrohr im Gebläsestutzen des Verneblers entfernen
– Winkelrohr aus dem Ansatzstück für Gebläse der Verneblerkammer entfernen
– Ausgangsstutzen der Verneblerkammer entfernen
– Fixiermutter vom Haltenippel des Niveaureglers abschrauben
– Haltenippel des Niveaureglers und Nippel für den Wasserschlauch in die Verneblerkammer drücken
– Niveauregler mit dem Schwimmer aus der Verneblerkammer entfernen
– O-Ring von den Nippel des Niveaureglers für den Flüssigkeitsschlauch entfernen
– O-Ring von dem Haltenippel des Schwimmers entfernen
– Flüssigkeitskanal des Niveaureglers durch Abheben des Verschlußstopfens öffnen
– Verneblerkammer umdrehen und abstellen
– alle Fixiermuttern der Metallscheibe am Boden der Verneblerkammer abschrauben
– Metallscheibe vom Boden der Verneblerkammer abnehmen
– Plastikmembran aus dem Boden der Verneblerkammer entfernen und ablegen
– Auffanggefäß für die Flüssigkeit im Kontaktflüssigkeitsbehälter bereitstellen
– Dichtungsring aus der Mulde der Verneblerkammer entfernen
– Winkelstück für Gebläse mit Reglerkappe aus dem Gebläsegehäuse entfernen

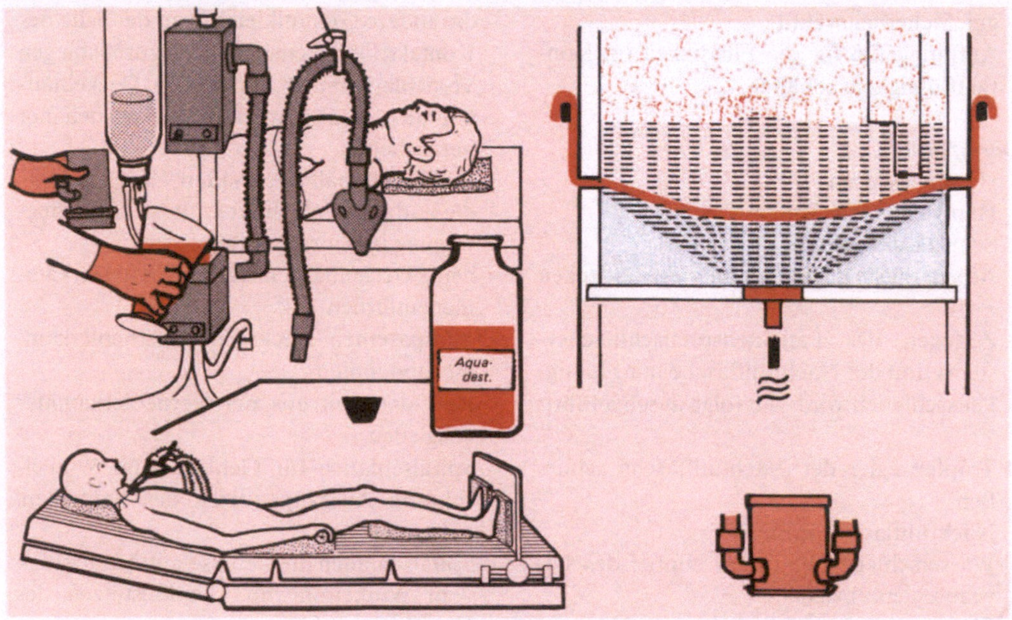

Abb. 19. Funktion der Kontaktflüssigkeit bei Ultraschallverneblern

Merke: Vor Anwendung eines Ultraschallverneblers muß die Kontaktflüssigkeit aufgefüllt werden. Am besten verwendet man hierzu destilliertes oder abgekochtes Wasser. Die Kontaktflüssigkeit überträgt die Ultraschallschwingungen auf die Verneblerkammer. Bei leerer Kontaktflüssigkeitskammer entsteht kein Nebel.

– Abflußschlauch des Kontaktflüssigkeitsbehälters aus der Halterungsöse herausnehmen
– Flüssigkeit aus dem Kontaktflüssigkeitsbehälter in das Auffanggefäß ablaufen lassen
– ggf. Gebläsegehäuse mit Filter und Kontaktflüssigkeitsbehälter aus der Halterung am Ständer herausnehmen
– Haltearm des Gerätes festhalten
– Fixierflügelschraube der hinteren Deckplatte des integrierten Luftgebläses entfernen
– Luftfilter aus dem integrierten Luftgebläse entfernen
– hintere Deckplatte des integrierten Luftgebläsegehäuses abheben
– Gebläsetrommel durch leichtes Anheben des Gebläsegehäuses von dem Motorgehäuse lockern und aus dem Gebläsegehäuse entfernen

– Gebläsegehäuse vom Motorgehäuse abheben

– ggf. alle Einzelteile vorschriftsmäßig reinigen, desinfizieren, verpacken und sterilisieren
– sonstiges Material wegräumen
– Handschuhe und Schutzkittel abwerfen

Besonderheiten
– das Zerlegen des Patientenspiralschlauchsystems mit Mundstück oder Maske sowie des Verneblers stellt in der Regel einen Arbeitsgang dar
– Patientenspiralschlauch, Spiralschlauch für Gebläse, Nachfüllflasche mit Flüssigkeitsschlauch sowie Tropfenregler (Infusionsbesteck) werden häufig als Einmalmaterialien angeboten
– Werkzeug beim Lockern der Metallschrau-

be im Boden der Verneblerkammer vorsichtig handhaben, um Beschädigungen der Plastikmembran zu vermeiden

- bei Anwendung von Sauerstoff und Druckluft bleibt das Gebläse ausgeschaltet
- der Schlauch für Sauerstoff und Druckluft wird mit Hilfe eines Adapters mit dem Winkelrohr in der Gebläseöffnung verbunden
- bei Verwendung des Adapters oder des Sicherheitsventils wird beim Zerlegen des Patientenschlauchsystems der Patientenspiralschlauch vom Winkelrohr im Ausgangsstutzen des Verneblers nicht entfernt, sondern nach Entfernung des Adapters bzw. des Sicherheitsventils vom Winkelrohr in der Gebläseöffnung mit dem Winkelrohr in der Gebläseöffnung des Verneblers verbunden
- das Verbinden der Winkelrohre in den Stutzen der Verneblerkammer mit dem Spiralschlauch für Gebläse oder mit dem Patientenspiralschlauch soll das Auslaufen von Flüssigkeit aus der Verneblerkammer beim Zerlegen verhindern
- Motorgehäuse einschl. Motor, Kabel und Stecker mit Kontaktflüssigkeitsbehälter werden nicht sterilisiert, sondern nur gereinigt und mit desinfizierender Lösung abgewaschen
- Reinigung des Verneblerkammersystems kann in funktionsfähigem Zustand mittels Verneblung einer 2%-igen Essigsäurelösung oder 7,5%-igen Wasserstoffsuperoxydlösung über 15 bzw. 20 min erfolgen
- alle Einzelteile mit Ausnahme des Motorgehäuses einschl. Motor, Kabel und Stecker mit Kontaktflüssigkeitsbehälter können nach Reinigung und Desinfektion einer vorschriftsmäßigen Dampfsterilisation unterzogen werden
- Wirksamkeit des Sterilisationsverfahrens anhand des Indikators überprüfen
- Dampfsterilisation der Einzelteile erfolgt bei 120 °C
- Verneblerkammer mit beiliegendem transparenten Verneblerkammerdeckel, Winkelrohr mit Reglerkappe, Winkelrohre für die Verneblerkammer einschl. Dichtungsringe, Gebläsespiralschlauch und Patientenspiralschlauch mit Maske oder Mundstück,

Gehäuse des integrierten Luftgebläses, Gebläsetrommel, Deckel des integrierten Luftgebläsegehäuses, Flügelfixierschraube sowie Luftfiltereinsatz werden ggf. für die Gassterilisation getrennt eingeschweißt

- im Anschluß an die Gassterilisation dauert die Lüftungszeit bei Zimmertemperatur 7 Tage
- durch Lagerung im Trockenschrank bei 60 °C kann die Lüftungszeit wesentlich verkürzt werden (s. die jeweiligen Firmenangaben)

Fehler und Gefahren
- Abbrechen des Nippels des Niveaureglers für den Wasserschlauch
- Beschädigung der Plastikmembran im Boden der Verneblerkammer bei der Benutzung von Werkzeugen
- Beschädigung des Ultraschallschwingkopfes

5.2.2. Zusammensetzen des Gerätes

Zweck
- Zusammensetzen des Gerätes nach Dampfsterilisation bzw. für die Gassterilisation
- Bereitstellen des Gerätes nach vorheriger Sterilisation

Material

steril (ggf. unsteril):
- Handschuhe
- Schutzkittel
- Unterlage
- Motorgehäuse einschl. Motor, Kabel und Stecker mit Kontaktflüssigkeitsbehälter einschl. Ultraschallkopf, Schwimmer und Abflußschlauch sowie Öse für Abflußschlauch
- Gehäuse für das integrierte Luftgebläse
- Gebläsetrommel
- Deckel des integrierten Luftgebläses
- Flügelfixierschraube des Deckels des integrierten Luftgebläses
- Spiralschlauch für Gebläse
- Luftfilter
- Winkelrohr mit Reglerklappe für das Luftgebläse

- Nachfüllflasche (Infusionsflasche)
- Flüssigkeitsschlauch mit Tropfenregler für die Nachfüllflasche (Infusionsbesteck)
- Verneblerkammer
- Dichtungsring der Verneblerkammer
- Plastikmembran für Verneblerkammer
- Metallplatte der Verneblerkammer
- 4 Fixiermuttern für die Metallplatte der Verneblerkammer
- Niveauregler mit Schwimmer und Verschlußkappe für den Flüssigkeitskanal des Niveaureglers für den Flüssigkeitsschlauch (Infusionsbesteck)
- Fixierschraube des Niveaureglers
- 2 Winkelrohre für die Verneblerkammer einschl. Dichtungsring
- 2 Deckelhälften des Kontaktflüssigkeitsbehälters
- Patientenspiralschlauch
- Maske oder Mundstück
- Schere
- ggf. Adapter
- ggf. Sicherheitsventil
- ggf. Bakterienfilter
- ggf. Haltevorrichtung für Vernebler
- ggf. Stativ für Vernebler
- ggf. Haltearm für Patientenspiralschlauch

Durchführung
- Hände waschen
- Handschuhe anziehen
- Schutzkittel anlegen
- Arbeitsfläche desinfizieren
- Arbeitsfläche mit einer sterilen Unterlage abdecken
- ggf. Effektivität der Sterilisation anhand des Indikators überprüfen
- ggf. Einzelteile der sterilen Verpackung entnehmen und auf die sterile Unterlage legen

- Zusammensetzen des Patientenspiralschlauchsystems und des Nachfüllsystems wird wie folgt durchgeführt:

- Deckel der Verschlußkappe der Nachfüllflasche entfernen
- Plastikhülle des Infusionsbestecks öffnen
- Dorn des Infusionsbestecks durch den Gummipfropfen stoßen

- ggf. Kanüle des Luftschlauchs des Infusionsbestecks durch den Gummipfropfen in das Steigrohr der Nachfüllflasche hineinführen
- ggf. das Ende des Luftschlauchs an der Nachfüllflasche fixieren
- Flüssigkeitschlauch mit dem Tropfenregler verschließen
- Patientenspiralschlauch mit Maske oder Mundstück verbinden
- Patientenschlauch ggf. an dem Haltearm für den Patientenschlauch am Ständer fixieren
- Zusammensetzen des Verneblers wird wie folgt durchgeführt:

- Gehäuse des integrierten Luftgebläses an der Rückseite des Motorgehäuses aufsetzen und festhalten
- Gebläsetrommel von innen am Ansatznippel fassen
- Gebläsetrommel auf den Stift des Motors fest aufsetzen
- Deckel des integrierten Luftgebläsegehäuses in das Gehäuse des integrierten Luftgebläses fest einsetzen
- Deckel des integrierten Luftgebläsegehäuses mit der Flügelfixierschraube festschrauben
- Luftfilter in den Deckel des integrierten Luftgebläsegehäuses einsetzen
- Abflußschlauch des Kontaktflüssigkeitsbehälters in die Öse des Kontaktflüssigkeitsbehälters einsetzen
- Kontaktflüssigkeitsbehälter mit sterilem Aqua dest. vorschriftsmäßig füllen
- Verneblergehäuse umdrehen und hinstellen
- Winkelrohr für das Gebläse mit Reglerklappe in die Öffnung des Gebläses fest einsetzen
- Dichtungsring der Verneblerkammer in die Mulde für den Dichtungsring einsetzen
- Plastikmembran auf den Dichtungsring der Verneblerkammer mit der gewölbten Fläche nach außen aufsetzen
- Metallplatte der Verneblerkammer auf die Verneblerkammer aufsetzen und durch eine kleine Drehung einrasten
- Metallplatte mit den 4 Fixiermuttern an der Verneblerkammer befestigen

- beide Deckelhälften des Kontaktflüssigkeitsbehälters zwischen Ausgangs- bzw. Gebläsestutzen und dem Bodenring der Verneblerkammer anbringen und fest zusammenschrauben, bis sie ineinanderrasten
- Verneblerkammer umdrehen und zusammen mit den Deckelhälften festhalten
- Gummiring auf den Nippel des Niveaureglers aufsetzen
- Niveauregler langsam in die Verneblerkammer einführen, so daß der Schwimmer nach oben klappt
- Niveauregler mit den Nippeln in die Wandöffnungen der Verneblerkammer fest einsetzen
- Verschlußstopfen in den Flüssigkeitskanal im Niveauregler einsetzen
- Niveauregler und Verneblerkammer festhalten
- Niveauregler mit Fixiermutter am Fixiernippel befestigen
- Verneblerkammer mit dem Deckel des Kontaktflüssigkeitsbehälters auf den Flüssigkeitsbehälter aufsetzen
- beide Gummikappen des Kontaktflüssigkeitsbehälters zurückbiegen und Deckel des Kontaktflüssigkeitsbehälters festklemmen
- Winkelrohr für den Gebläsespiralschlauch in den Ansatzstutzen der Verneblerkammer für das Gebläse einsetzen
- Gebläsespiralschlauch mit Ansatzstück auf das Winkelrohr in der Gebläseöffnung aufsetzen
- Winkelrohr in der Gebläseöffnung mit dem Winkelrohr in dem Ansatzstück des Verneblers für Gebläse mittels Spiralschlauch für das Gebläse fest verbinden
- Dichtungsring des Deckels der Verneblerkammer auf den Deckel aufsetzen
- Verneblerkammer mit dem transparenten Deckel verschließen
- Winkelrohr in den Ansatzstutzen der Verneblerkammer einsetzen
- ggf. den zusammengesetzten Vernebler in die Halterung am Stativ einsetzen

- sonstiges Material wegräumen
- Handschuhe und Schutzkittel abwerfen

Besonderheiten

- bei Verwendung des Verneblers mit einem Narkosegerät bleibt das Gebläse ausgeschaltet
- bei Verwendung des Verneblers mit einem Narkosegerät wird auch das Winkelrohr in der Gebläseöffnung des Verneblers dem Sicherheitsventil aufgesetzt
- das Sicherheitsventil wird mit dem Faltenschlauch des Narkosegerätes verbunden
- Sensorkappe im Boden des Kontaktflüssigkeitsbehälters muß immer mit Kontaktflüssigkeit bedeckt sein
- nur steriles Aqua dest. oder abgekochtes Leitungswasser als Kontaktflüssigkeit verwenden
- bei dem Zusammensetzen Sterilität der Innenteile des Verneblerkammersystems wahren
- um die Übertragung von Ultraschallschwingungen auf die Flüssigkeit in der Verneblerkammer zu gewährleisten, muß die Plastikmembran nach unten in den Kontaktflüssigkeitsbehälter gewölbt sein
- Beschädigung, Verrutschen oder ungenügende Befestigung der Plastikmembran ermöglichen das Eindringen von Verneblerflüssigkeit in den Kontaktflüssigkeitsbehälter
- Wirksamkeit des Sterilisationsverfahrens vor Bereitstellen des Gerätes anhand des Indikators überprüfen

Fehler und Gefahren

- keine Ausbreitung von Ultraschallschwingungen bei Beschädigung der Oberfläche des Ultraschallschwingkopfes
- falsch eingesetzte, beschädigte oder verbeulte Plastikmembran
- unsterile Arbeitsweise beim Zusammensetzen des Verneblerkammersystems im Anschluß an Dampfsterilisation

5.2.3. Funktionskontrolle des Gerätes

Zweck

- Kontrollieren des Kontaktflüssigkeitsbehälters
- Kontrollieren des Verneblerkammersystems
- Kontrollieren der Verneblerleistung
- Kontrollieren der Verneblerregulierung

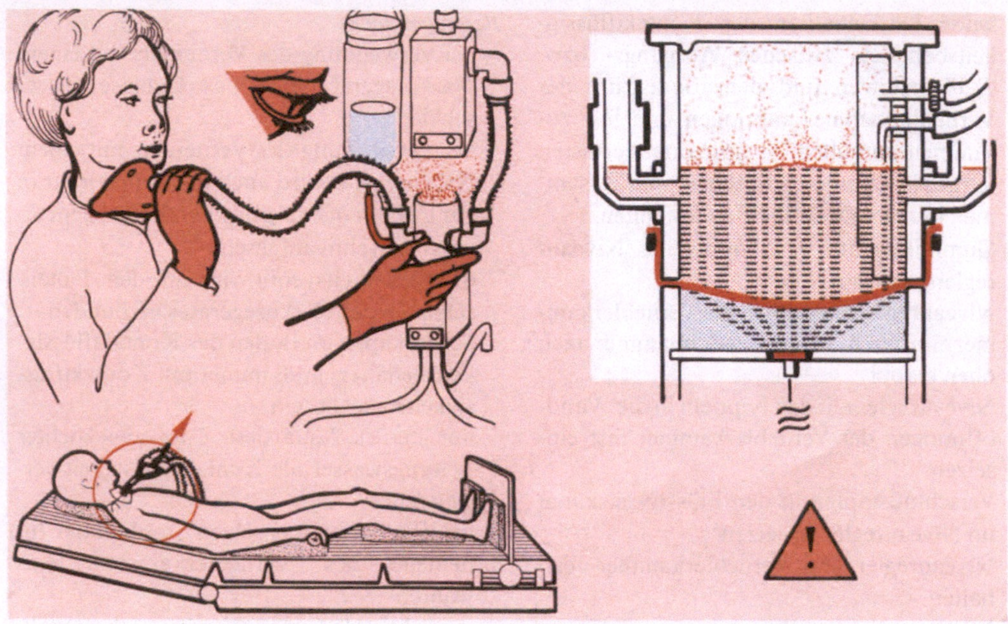

Abb. 20. Betriebsstörung des Ultraschallverneblers durch Überfüllung der Verneblerkammer

Merke: Bei Unterbrechung der Luftzufuhr trotz laufendem Gebläse muß der Flüssigkeitsstand in der Verneblerkammer überprüft werden. Bei Bedarf Flüssigkeit nachfüllen bzw. Nachfüllflasche und Flüssigkeitszuleitungsschlauch kontrollieren.

Material

steril (ggf. unsteril):
– Handschuhe
– Schutzkittel
– Patientenspiralschlauch
– Nachfüllflasche mit Wasserschlauch (Infusionsbesteck)
– ggf. Adapter für Sauerstoff oder Druckluft
– Ultraschallvernebler

Durchführung
– Hände waschen
– Handschuhe anziehen
– Schutzkittel anlegen
– Patientenspiralschlauch auf das Winkelrohr in dem Ausgangsstutzen der Verneblerkammer fest aufsetzen
– Wasserschlauch der Nachfüllflasche (Infusionsbesteck) aus der Hülle des Infusionsbestecks entnehmen

– ggf. Ansatzstück des Wasserschlauchs (Infusionsbesteck) abschneiden
– Wasserschlauch an dem Nippel des Niveaureglers für den Wasserschlauch fest aufsetzen
– kontrollieren, ob der Aerosolregler des Motors auf Null steht
– Stecker des Kabels für den Motor in die Steckdose stecken
– Motor einschalten und beobachten, ob die Kontrollampe für den Schalter aufleuchtet
– kontrollieren, ob die Kontrollampe für die Kontaktflüssigkeit nicht aufleuchtet
– Reglerklappe am Winkelrohr des Gebläses ganz öffnen
– Tropfenregler des Flüssigkeitsschlauchs an der Nachfüllflasche halb öffnen
– nach kurzer Zeit Aerosolregler des Motors bis zur Markierung 5–6 aufdrehen
– kontrollieren, ob Aerosol durch den Patientenspiralschlauch austritt

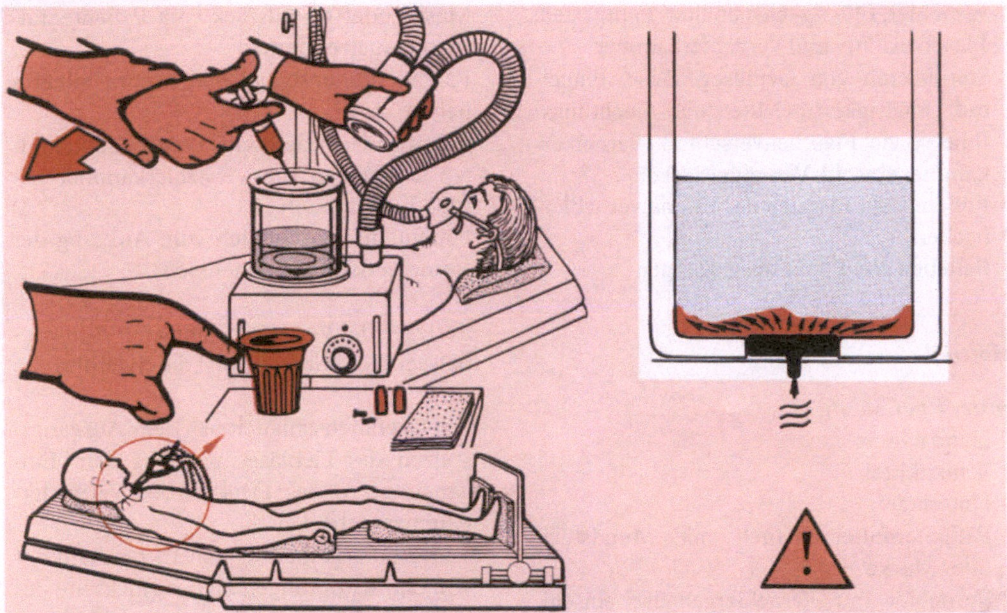

Abb. 21. Betriebsstörung des Ultraschallverneblers durch falsches Einfüllen von Medikamenten

Merke: Versehentliches Einfüllen von Medikamenten in die Kontaktflüssigkeit kann zu Betriebsstörungen des Gerätes führen. Die Medikamente lagern sich am Ultraschallschwingkopf ab und wirken damit schalldämpfend. Oft werden beim Entfernen von Ablagerungen die Schwingköpfe beschädigt. Für Medikamente müssen daher zusätzliche Verneblerbecher verwendet werden.

– Reglerklappe am Winkelrohr in der Gebläseöffnung verstellen und den Einfluß auf den Aerosolausstrom beobachten
– ggf. das System am Patienten anschließen
– sonstiges Material wegräumen
– Handschuhe und Schutzkittel abwerfen

Besonderheiten
– Sterilität der Innenteile des Verneblerkammersystems wahren
– Verneblungsbeginn kann auch durch den transparenten Deckel der Verneblerkammer beobachtet werden
– bei Ausbleiben der Verneblung Plastikmembran am Boden der Verneblerkammer kontrollieren

Fehler und Gefahren
– Überhitzung des Ultraschallschwingkopfes

durch Medikamentenablagerungen an der Oberfläche des Ultraschallschwingkopfes
– ungenügende Verneblerleistung durch Absinken des Flüssigkeitsniveaus in der Verneblerkammer, bei Verstopfung des Niveaureglers, der Adapternippel von Niveauregler und Flaschenverschluß sowie durch Wasserrückstände im Luftschlauch
– Eindringen von Verneblerflüssigkeit in den Kontaktflüssigkeitsbehälter

5.3. Ultraschallvernebler Mist-O-GEN Typ EN 145

5.3.1. Zerlegen des Gerätes

Zweck
– Reinigen und Desinfizieren von Schlauchsystem, Gebläsegehäuse, Medikamenten-

vernebler, Flüssigkeitsbehälter, Fahrgestell, Flaschenstativ und Verneblerkammer
- Sterilisieren von Gebläsegehäuse, Flügelrad, Flüssigkeitsbehälter und Dichtungsfolie sowie Flaschenverschluß, Verneblerkammer einschl. Verneblerdeckel
- Füllen und Einsetzen des Einmalverneblerbechers
- Beheben von Funktionsstörungen

Material

unsteril (ggf. steril):
- Handschuhe
- Schutzkittel
- Unterlage
- Patientenfaltenschlauch mit Mundstück oder Maske
- Vernebler mit Verneblergehäuse einschl. Motor, Gebläsegehäuse mit Gebläse, Bodenfach, Kabel mit Stecker, Flaschenhaltearm im Bohrloch des Gebläsegehäuses mit Klettenband, Flüssigkeitsbehälter mit angeschlossenem Flüssigkeitsschlauch und Klemme, Gebläsemotor, Kabel und Stecker, Bakterienfilter, Luftfilter, Verneblerkammer, Gebläsefaltenschlauch
- Stativ für den Flüssigkeitsbehälter
- Medikamentenvernebler

Durchführung
- Hände waschen
- Handschuhe anziehen
- Schutzkittel anlegen
- Arbeitsfläche mit einer Unterlage abdecken
- Zerlegen des Patientenfaltenschlauchsystems und der Nachfüllflasche mit Flüssigkeitsschlauch wird wie folgt durchgeführt:

- Klemme am Flüssigkeitsschlauch der Nachfüllflasche schließen
- Nachfüllflasche vom Klettenband lösen
- Nachfüllflasche von dem Flaschenhaltearm abheben und hinstellen
- Flüssigkeitsschlauch dicht unterhalb des Ansatznippels der Verneblerkammer fassen und vom Ansatznippel abziehen
- Flaschenverschluß aufschrauben
- Restflüssigkeit aus der Nachfüllflasche ausgießen

- Maske oder Mundstück vom Patientenfaltenschlauch entfernen
- Patientenfaltenschlauch aus dem Haltearm heben
- ggf. Kondenswasser aus dem Patientenfaltenschlauch in die Verneblerkammer zurückfließen lassen
- Patientenfaltenschlauch vom Ausgang der Verneblerkammer abnehmen

- Zerlegen der Verneblerkammer und der Gebläseeinheit wird wie folgt durchgeführt:

- Gebläsefaltenschlauch aus dem Ausgangsstutzen des Gebläses und aus dem Eingangsstutzen des Deckels der Verneblerkammer entfernen
- Verbindungskabel für den Ultraschallkopf von den Kupplungen an der Rückseite des Gebläsegehäuses und der Verneblerkammer entfernen
- Deckel der Verneblerkammer von oben umfassen
- Deckel mit Verneblerkammer durch eine leichte Bewegung aus der Einbuchtung des Verneblergehäuses herausheben
- Deckel der Verneblerkammer von der Verneblerkammer abschrauben
- ggf. Medikamentenvernebler aus der Verneblerkammer herausheben
- ggf. Deckel des Medikamentenverneblers abschrauben
- Restflüssigkeit aus der Verneblerkammer ausgießen
- ggf. Medikamentenrückstände aus dem Becher des Medikamentenverneblers ausgießen
- Bakterienfilter aus dem Halterungsring des Gebläsegehäuses entfernen
- Rändelmutter bis zum Anschlag nach links drehen
- Gebläsegehäuse vorsichtig hervorziehen, bis der Zentrierstift ausrastet
- Gebläsegehäuse nach links drehen, bis die großen Einkerbungen über den beiden Rändelmuttern zum Liegen kommen
- Gebläsegehäuse abziehen
- Mittelteil des 6flügeligen Gebläserades vorsichtig zwischen den Flügeln fassen und von der Motorachse abziehen

- Schutzfolie entfernen
- Luftfilter herausnehmen und abwerfen
- ggf. alle Einzelteile vorschriftsmäßig reinigen, desinfizieren, verpacken und sterilisieren
- sonstiges Material wegräumen
- Handschuhe und Schutzkittel abwerfen

Besonderheiten
- Flüssigkeitsschlauch beim Abziehen von den Ansatznippeln des Flüssigkeitsbehälters und der Verneblerkammer dicht unterhalb des Ansatznippels fixieren, um das Zerreißen des Flüssigkeitsschlauches und Abreißen der Ansatznippel zu vermeiden
- beim Entfernen der Verneblerkammer diese mit einer schonend ruckartigen Bewegung abheben
- die Verneblerkammer wird durch einen seitlich angebrachten Kunststoffkopf am Verneblergehäuse gehalten
- Flüssigkeitsbehälter, Flaschenverschluß, Flüssigkeitsschlauch, Verneblerdeckel, Patientenfaltenschlauch, Gebläsefaltenschlauch, Gebläsegehäuse, Flügelrad, Dichtungsfolie und Medikamentenvernebler können mittels Verneblung einer 2%-igen Essigsäurelösung über 15–20 min gereinigt werden
- Reinigung der Verneblerkammer kann ebenfalls mit einer 2%-igen Essigsäurelösung erfolgen
- bei Reinigung der Veneblerkammer mit der 2%igen Essigsäurelösung diese füllen und das Flutventil im Boden der Verneblerkammer leicht anheben, damit die Lösung aus dem Ansatznippel für den Flüssigkeitsschlauch herauslaufen kann
- Verneblerkammer nicht in Essigsäurelösung eintauchen
- Stativ, Flaschenhaltearm, Verneblergehäuse mit Vernebler einschl. Bodenfach, Kabel und Stecker werden in der Regel mit einer desinfizierenden Lösung gereinigt
- alle Einzelteile mit Ausnahme des Patientenfaltenschlauchs, des Gebläsefaltenschlauchs, des Flüssigkeitsschlauchs, des Verneblergehäuses mit Motor einschl. Bodenfach, Kabel und Stecker, Stativ und Flaschenhaltearm mit Klettenband können

nach Reinigung und Desinfektion einer vorschriftsmäßigen Dampfsterilisation unterzogen werden
- Wirksamkeit des Sterilisationsverfahrens anhand des Indikators überprüfen
- Dampfsterilisation der Einzelteile erfolgt bei 120° C
- Verneblerkammer, Verneblerkammerdeckel, Flüssigkeitsbehälter, Verschluß des Flüssigkeitsbehälters, Gebläseeinheit, Gebläsefaltenschlauch, Flüssigkeitsschlauch, Patientenfaltenschlauch, Maske oder Mundstück werden ggf. für die Gassterilisation getrennt eingeschweißt
- im Anschluß an die Gassterilisation dauert die Lüftungszeit bei Zimmertemperatur 7 Tage
- Patientenfaltenschlauch, Gebläsefaltenschlauch und Flüssigkeitsschlauch können als Einmalartikel verwendet werden
- durch Lagerung im Trockenschrank bei 60° C kann die Lüftungszeit wesentlich verkürzt werden (s. die jeweiligen Firmenangaben)

Fehler und Gefahren
- Zerreißen des Flüssigkeitsschlauches
- Zerreißen der Ansatznippel von Flaschenverschluß und Verneblerkammer
- Auslaufen von Kondenswasser aus dem Patientenfaltenschlauch
- Eintauchen des Verneblertopfes in Essiglösung
- Dampfsterilisation des Patientenfaltenschlauchs, des Gebläsefaltenschlauchs und des Flüssigkeitsschlauchs

5.3.2. Zusammensetzen des Gerätes

Zweck
- Zusammensetzen des Gerätes nach Dampfsterilisation bzw. für die Gassterilisation
- Bereitstellen des Gerätes nach vorheriger Sterilisation
- Anwenden eines Medikamentenverneblers

Material

steril (ggf. unsteril):
- Handschuhe
- Schutzkittel

- Unterlage
- Stativ
- Flaschenhaltearm mit Klettenband
- Flüssigkeitsbehälter
- Flaschenverschluß
- Flüssigkeitsschlauch mit Klemme
- Verneblergehäuse mit Motor einschl. Bodenfach, Kabel und Stecker
- Gebläsegehäuse mit Rändelmuttern
- Flügelrad
- Schutzfolie für das Gebläsegehäuse
- Luftfilter
- Bakterienfilter
- Verbindungskabel für den Ultraschallkopf
- Verneblerkammer mit Ultraschallkopf
- Flutventil und Magnetschwimmer einschl. Ansatznippel für den Flüssigkeitsschlauch und Kupplung für das Verbindungskabel
- Verneblerdeckel mit Eingangs- und Ausgangsstutzen
- Deckel der Verneblerkammer mit Eingangs- und Ausgangsstutzen
- Gebläsefaltenschlauch
- Patientenfaltenschlauch
- Maske oder Mundstück
- ggf. Verschlußkappe für den Ansatznippel der Verneblerkammer
- ggf. Becher des Medikamentenverneblers mit Deckel
- Deckel des Medikamentenverneblerbechers mit Verschlußkappe
- ggf. Medikamente zur Verneblung

Durchführung
- Hände waschen
- Handschuhe anziehen
- Schutzkittel anlegen
- Arbeitsfläche desinfizieren
- Arbeitsfläche mit einer sterilen Unterlage abdecken
- ggf. Effektivität der Sterilisation anhand des Indikators überprüfen
- ggf. Einzelteile der sterilen Verpackung entnehmen und auf die sterile Unterlage legen

- Zusammensetzen des Patientenfaltenschlauchsystems und des Nachfüllsystems wird wie folgt durchgeführt:

- Flüssigkeitsbehälter mit sterilem Aqua dest. vorschriftsmäßig füllen

- Flüssigkeitsbehälter mit der Verschlußkappe verschließen
- Flüssigkeitsschlauch mit geöffneter Klemmvorrichtung auf den Ansatznippel der Verschlußkappe fest aufsetzen
- Klemme des Flüssigkeitsschlauchs schließen
- Haltearm für den Flüssigkeitsbehälter in die Öffnung des Verneblergehäuses fest einsetzen
- Flüssigkeitsbehälter am Haltearm für den Flüssigkeitsbehälter aufhängen
- Klettenband um den Flüssigkeitsbehälter legen
- Patientenfaltenschlauch mit Maske oder Mundstück verbinden

- Zusammensetzen der Gebläseeinheit wird wie folgt durchgeführt:

- neuen Luftfilter in die Öffnung des Gebläsegehäuses einsetzen
- Schutzfolie auf die Motorachse schieben
- 6flügeliges Gebläserad auf die Motorachse schieben
- Gebläsegehäuse im Uhrzeigersinn drehen, bis die beiden Einkerbungen auf den beiden Rändelmuttern zum Liegen kommen
- Gebläsegehäuse andrücken, bis der Zentrierstift einrastet
- Rändelmutter bis zum Anschlag nach rechts drehen
- Bakterienfilter auf den Luftfilterstutzen des Gebläsegehäuses aufsetzen

- Zusammensetzen des Verneblertopfes mit dem Vernebler wird wie folgt durchgeführt:

- Verneblertopf und Verneblerdeckel zusammenschrauben
- Verneblertopf in die Einbuchtung an der rechten Hinterseite des Verneblergehäuses stellen
- Verbindungskabel an die Kupplung des Ultraschallkopfes anschließen
- Verbindungskabel an der Gebläsekupplung anschließen
- Flüssigkeitsschlauch des Flüssigkeitsbehälters fest auf die Ansatznippel des Verneblers aufsetzen

- Gebläsefaltenschlauch mit dem Ansatzstutzen des Gebläses verbinden
- Gebläsefaltenschlauch mit dem Eingangsstutzen des Verneblerdeckels verbinden
- Patientenfaltenschlauch mit dem Ausgangsstutzen des Verneblerdeckels verbinden
- Zusammensetzen des Medikamentenverneblerbechers mit der Verneblerkammer wird wie folgt durchgeführt:
- Gebläseschlauch vom Eingangsstutzen des Deckels der Verneblerkammer abziehen
- Patientenfaltenschlauch vom Ausgangsstutzen des Deckels der Verneblerkammer abnehmen
- Deckel der Verneblerkammer abschrauben und weglegen
- Verneblerkammer mit etwa 200 ml Aqua dest. füllen
- Flüssigkeitsschlauch des Flüssigkeitsbehälters vom Nippel der Verneblerkammer abziehen
- Ansatznippel der Verneblerkammer für den Flüssigkeitsschlauch mit der Verschlußkappe verschließen
- Deckel vom Becher des Medikamentenverneblers abschrauben
- Becher des Medikamentenverneblers mit 5–40 ml Medikamentenlösung füllen
- Becher des Medikamentenverneblers mit dem Deckel zusammenschrauben
- Medikamentenvernebler in die Verneblerkammer einsetzen
- Gebläseschlauch am Eingangsstutzen des Medikamentenverneblerdeckels aufsetzen
- Patientenfaltenschlauch auf den Ausgangsstutzen des Deckels des Medikamentenverneblers aufsetzen
- Ansatznippel des Deckels des Medikamentenverneblers für den Flüssigkeitsschlauch mit der Kappe verschließen

- sonstiges Material wegräumen
- Handschuhe und Schutzkittel abwerfen

Besonderheiten
- bei Verwendung des Medikamentenverneblers wird der Deckel der Verneblerkammer nicht benötigt

- nach Langzeitverneblung von Medikamentenlösungen ist der Boden des Medikamentenverneblers auf Veränderungen zu überprüfen
- bei Rissen oder Unebenheiten im Boden des Medikamentenverneblers muß der Medikamentenvernebler ausgewechselt werden
- Klettenband verhindert Hin- und Herbaumeln des Flüssigkeitsbehälters
- Luftfilter im Gebläsegehäuse nach jeder Reinigung auswechseln
- Bakterienfilter am Gebläseeingang nach 100 Betriebsstunden auswechseln
- bei Verwendung des Medikamentenverneblers muß der Boden des Medikamentenverneblers in die Verneblerflüssigkeit eintauchen
- die Verneblerflüssigkeit dient als Kontaktflüssigkeit
- Wirksamkeit des Sterilisationsverfahrens anhand des Indikators vor Bereitstellen des Gerätes überprüfen

Fehler und Gefahren
- Dampfsterilisation von Patientenfaltenschlauch, Gebläseschlauch und Flüssigkeitsschlauch
- Haut- und Schleimhautschäden durch ungenügende Entlüftung im Anschluß an Gassterilisation

5.3.3. Funktionskontrolle des Gerätes
Zweck
- Sicherstellen der Funktion des Verneblerkammersystems
- Sicherstellen der Funktion des Kontaktflüssigkeitsbehälters
- Sicherstellen des Flüssigkeitsstandes in der Verneblerkammer
- Sicherstellen der Funktion des Medikamentenverneblers

Material

steril (ggf. unsteril):
- Handschuhe
- Schutzkittel
- Patientenfaltenschlauch

- Verneblerkammersystem einschl. Kontaktflüssigkeitsbehälter
- Stativ für den Flüssigkeitsbehälter
- Medikamentenvernebler

Durchführung

- Hände waschen
- Handschuhe anziehen
- Schutzkittel anlegen
- Kabel mit Stecker des Verneblers aus dem Bodenfach nehmen und in die Steckdose stecken
- Klemme des Flüssigkeitsschlauchs öffnen
- Drehknopfschalter des Verneblers von „OFF" auf „MAXIMUM" aufdrehen
- abwarten, bis sich die Verneblerkammer ausreichend mit Flüssigkeit gefüllt hat
- Kontrollicht „ON" beobachten
- beim Aufleuchten der Kontrolleuchte „ON" beginnt die Verneblung
- Gerät einige min warmlaufen lassen
- austretende Nebelmenge am Patientenfaltenschlauch beobachten
- Nebelmenge mit dem Drehknopfschalter einregulieren
- ggf. das System am Patienten anschließen
- sonstiges Material wegräumen
- Handschuhe und Schutzkittel abwerfen

Besonderheiten

- Kondenswasseransammlungen in den Faltenschläuchen behindern die Aerosolzufuhr zum Patienten
- bei der Funktionskontrolle des Verneblerkammersystems zeigt Aufleuchten der Kontrollampe „ON" an, daß die Verneblerkammer ausreichend mit Flüssigkeit gefüllt ist
- Aufleuchten der Kontrollampe „CHECK" zeigt zu niedrigen Flüssigkeitsstand in der Verneblerkammer an
- Kontrollampe „CHECK" leuchtet auf, wenn sich das Verbindungskabel gelöst hat
- für die Funktionskontrolle Medikamentenvernebler mit dem Vernebler vorschriftsmäßig zusammensetzen
- Drehknopfschalter des Verneblers von „OFF" auf „MAXIMUM" drehen
- Gerät einige min warmlaufen lassen

- austretende Nebelmenge am Patientenfaltenschlauch beobachten
- Nebelmenge mit dem Drehknopfschalter einregulieren
- der Flüssigkeitsstand im Medikamentenvernebler wird nicht durch Aufleuchten der Kontrollampe angezeigt
- beim Poröswerden des Bodens des Medikamentenverneblers wird die Verneblerleistung eingeschränkt

Fehler und Gefahren

- ungenügender Aerosolausstoß durch Abknickung des Flüssigkeitsschlauchs
- Unterbrechung des Aerosolausstoßes durch Kondenswasseransammlung im Aerosolschlauch
- Unterbrechung der Luftzirkulation durch Verlegung des Gebläseausgangs
- Unterbrechung der Luftzufuhr durch Verstopfung des Gebläseluftfilters
- keine Medikamentenverneblung bei zu niedrigem Flüssigkeitsstand in der Verneblerkammer
- keine Medikamentenverneblung bei Unebenheiten und Beschädigungen im Boden des Medikamentenverneblers
- Eindringen von Medikamentenlösung in die Verneblerkammer

5.4. Ultraschallvernebler Sandoz M 670

5.4.1. Zerlegen des Gerätes

Zweck

- Reinigen und Desinfizieren von Steuergerät, Flaschenstativ, Kopfstück, Übergangsstück, Ultraschallwandler, Flüssigkeitsbehälter, Flüssigkeitsschlauch und Patientenfaltenschlauch
- Sterilisieren von Ultraschallwandler, Flüssigkeitsbehälter mit Verschluß, Übergangsstück, Kopfteil, Zylinder, Flüssigkeitsschlauch, Patientenfaltenschlauch, des Schwimmers und der Schwimmerkammer
- Beheben von Funktionsstörungen

Material

unsteril (ggf. steril):
- Handschuhe
- Schutzkittel
- Unterlage
- Patientenfaltenschlauch mit Mundstück oder Maske
- Steuergerät mit Flaschenstativ, Flüssigkeitsbehälter einschl. Flüssigkeitsschlauch, Ultraschallwandler einschl. Verbindungskabel, Kopfteil einschl. Verbindungsstück
- Kabel mit Stecker

Durchführung
- Hände waschen
- Handschuhe anziehen
- Schutzkittel anlegen
- Arbeitsfläche mit einer Unterlage abdecken

- Zerlegen des Patientenfaltenschlauchsystems und des Flüssigkeitsbehälters mit Flüssigkeitsschlauch wird wie folgt durchgeführt:

- Flüssigkeitsschlauch abklemmen
- Flüssigkeitsschlauch dicht unterhalb des Ansatznippels der Verneblerkammer anfassen und abziehen
- Flüssigkeitsbehälter vom Stativ abhängen und hinstellen
- Flüssigkeitsschlauch dicht unterhalb des Ansatznippels am Verschluß des Flüssigkeitsbehälters anfassen
- Flüssigkeitsschlauch abziehen
- Klemme vom Flüssigkeitsschlauch öffnen und Flüssigkeit auslaufen lassen
- Restflüssigkeit aus dem Flüssigkeitsbehälter ausgießen
- Patientenfaltenschlauch vom Ansatzstück des Kopfteils des Verneblers abziehen
- ggf. Kondenswasser aus dem Patientenfaltenschlauch ablaufen lassen
- Maske oder Mundstück vom Patientenfaltenschlauch entfernen

- Zerlegen des Verneblerkammersystems wird wie folgt durchgeführt:

- Ultraschallwandler mit Schwimmerkammer, Kopfstück und Verbindungsstück aus der Halterung des Steuergerätes heben

- Kopfstück vom Plastikrand des unteren Zylinderteiles abheben
- Plexiglasdeckel mit Schwimmer von der Schwimmerkammer entfernen
- Restflüssigkeit aus der Schwimmerkammer ausgießen
- ggf. alle Einzelteile vorschriftsmäßig reinigen, desinfizieren, verpacken und kalt sterilisieren
- sonstiges Material wegräumen
- Handschuhe und Schutzkittel abwerfen

Besonderheiten
- die Teile des Verneblers sind temperaturempfindlich, daher darf keine Dampfsterilisation erfolgen
- Schwimmerkammer und Zylinder des Ultraschallwandlers können mit desinfizierenden Mitteln gefüllt werden
- in den Ultraschallwandler kann keine Flüssigkeit eindringen
- Verbindungskabel darf nicht in Desinfektionslösung gelegt werden
- Ultraschallkristall soll gereinigt werden und kann zum Zwecke der Reinigung mit einer 2%igen Essiglösung übergossen werden
- Dampfsterilisation der Einzelteile erfolgt bei 120° C
- Flüssigkeitsbehälter, Verschluß des Flüssigkeitsbehälters, Flüssigkeitsschlauch, Patientenfaltenschlauch, Ultraschallwandler, Kopfstück, Verbindungsstück und Maske oder Mundstück werden ggf. für die Gassterilisation getrennt eingeschweißt
- im Anschluß an die Gassterilisation dauert die Lüftungszeit bei Zimmertemperatur 7 Tage
- Wirksamkeit des Sterilisationsverfahrens anhand des Indikators überprüfen
- durch Lagerung im Trockenschrank bei 60° C kann die Lüftungszeit wesentlich verkürzt werden (s. die jeweiligen Firmenangaben)

Fehler und Gefahren
- Beschädigung des Schwimmers
- Abreißen des Flüssigkeitsschlauchs
- Abreißen des Ansatznippels bei Entfernen des Flüssigkeitschlauchs

- Einlegen des Verbindungskabels in eine Flüssigkeit
- Verbringen von Teilen der Verneblereinheit in heißem Wasser
- Reinigen des Ultraschallwandlers mit Seife

5.4.2. Zusammensetzen des Gerätes

Zweck

- Bereitstellen des Gerätes nach vorheriger Sterilisation

Material

sterilx(ggf.

- Handschuhe
- Schutzkittel
- Unterlage
- Steuergerät mit Kabel und Stecker
- Luftfilter
- Flaschenstativ
- Verbindungskabel
- Ultraschallwandler
- Kopfstück
- Verbindungsstück
- Flüssigkeitsbehälter
- Verschluß des Flüssigkeitsbehälters
- Flüssigkeitsschlauch mit Klemme
- Patientenfaltenschlauch mit Maske oder Mundstück

Durchführung

- Hände waschen
- Handschuhe anziehen
- Schutzkittel anlegen
- Arbeitsfläche mit einer sterilen Unterlage abdecken
- ggf. Einzelteile der sterilen Verpackung entnehmen und auf die sterile Unterlage legen
- ggf. Effektivität der Sterilisation anhand des Indikators überprüfen

- Zusammensetzen des Verneblerkammersyems wird wie folgt durchgeführt:

- Schwimmer in die Schwimmerkammer einsetzen
- Kopfstück auf den Plastikrand des zylindrischen Teiles des Ultraschallwandlers aufsetzen und andrücken, bis es einrastet

- Verbindungstück in das Kopfstück einsetzen
- Ultraschallwandler mit Kopfstück in die Halterung des Steuergerätes einsetzen
- Verbindungsstück des Kopfstücks in die Luftaustrittsöffnung des Steuergerätes schieben
- Verbindungskabel zwischen Steuergerät und Ultraschallwandler anbringen
- Flüssigkeitsschlauch auf den Ansatznippel der Schwimmerkammer aufsetzen
- Patientenfaltenschlauch auf den Ansatzstutzen des Kopfteiles aufsetzen

- Zusammensetzen des Patientenfaltenschlauchsystems und des Flüssigkeitsbehälters wird wie folgt durchgeführt:

- Flüssigkeitsbehälter mit sterilem Aqua dest. vorschriftsmäßig füllen
- Flüssigkeitsbehälter mit dem Verschluß verschließen
- Flüssigkeitsschlauch auf den Ansatznippel des Verschlusses des Flüssigkeitsbehälters aufsetzen
- Flüssigkeitsschlauch mit Flüssigkeit füllen und abklemmen
- Flüssigkeitsbehälter an dem Stativ des Steuergerätes anbringen
- Patientenfaltenschlauch mit Maske oder Mundstück verbinden

- sonstiges Material wegräumen
- Handschuhe und Schutzkittel abwerfen

Besonderheiten

- beim Anschluß des Verbindungskabels zwischen Steuergerät und Ultraschallwandler muß das Steuergerät ausgeschaltet sein
- Wirksamkeit des Sterilisationsverfahrens vor Bereitstellen des Gerätes anhand des Indikators überprüfen

Fehler und Gefahren

- Verbringen von Teilen des Verneblerkammersystems im warmen Trockenschrank nach der Gassterilisation
- Haut- und Schleimhautschäden durch ungenügende Lüftung nach Gassterilisation

5.4.3. Funktionskontrolle des Gerätes

Zweck
- Überprüfen der Unterbrechungsfunktion des Schwimmers in der Schwimmerkammer
- Überprüfen der Verneblerleistung

Material

steril (ggf. unsteril):
- Handschuhe
- Schutzkittel
- Patientenfaltenschlauch
- Steuergerät mit Ultraschallwandler
- Flaschenstativ
- Flüssigkeitsbehälter einschl. Flüssigkeitsschlauch

Durchführung
- Hände waschen
- Handschuhe anziehen
- Schutzkittel anlegen
- Stecker des Kabels in die Steckdose stecken
- Luftfilter in das Steuergerät einsetzen
- Klemme des Flüssigkeitschlauchs öffnen
- Reglerknopf von dem Steuergerät einschalten
- abwarten, bis die Kontrollampe aufleuchtet
- beim Aufleuchten der Kontrollampe Verneblerleistung einregulieren
- austretende Nebelmenge am Patientenfaltenschlauch überprüfen
- ggf. das System am Patienten anschließen
- sonstiges Material wegräumen
- Handschuhe und Schutzkittel abwerfen

Besonderheiten
- die Unterbrechung der Flüssigkeitszufuhr der Verneblerkammer erfolgt automatisch, sobald das erforderliche Flüssigkeitsniveau erreicht ist
- die Verneblerleistung liegt zwischen 0–3 ml/min.
- die Luftströmungsgeschwindigkeit liegt bei 20 l/min.

Fehler und Gefahren
- Anschließen des Verbindungskabels zwischen Steuergerät und Ultraschallwandler bei eingeschaltetem Steuergerät

5.5. Ultraschallvernebler Hense Modell 803

5.5.1. Zerlegen des Gerätes

Zweck
- Reinigen der Verneblerkammer, des Patientenspiralschlauches, des Gebläseschlauches, der Silikonschläuche mit Nadeln, der Luftkassette, des Gebläsegehäuses und des Stativs mit Haltearm
- Sterilisieren der Verneblerkammer, der Luftkassette, des Gebläseschlauches, des Patientenspiralschlauches und der Silikonschläuche mit Nadeln

Material

unsteril (ggf. steril):
- Handschuhe
- Schutzkittel
- Unterlage
- Vernebler mit Verneblerkammer, ggf. mit Medikamentenverneblerbecher, Gebläseschlauch, Patientenspiralschlauch mit Mundstück oder Maske, Silikonschläuche mit Nadeln einschl. Flüssigkeitsbehälter, Luftkassette einschl. Luftfiltermatte, Kabel mit Stecker
- Stativ mit Haltearm für Patientenspiralschlauch und Haltearm für den Flüssigkeitsbehälter

Durchführung
- Hände waschen
- Handschuhe anlegen
- Schutzkittel anlegen
- Arbeitsfläche mit einer Unterlage abdecken
- Flüssigkeitsbehälter vom Stativ abnehmen
- beide Silikonschläuche mit den Nadeln aus dem Flaschenverschluß entfernen
- Flüssigkeit aus den Silikonschläuchen in die Verneblerkammer zurückfließen lassen
- beide Silikonschläuche vom Ansatznippel des Verneblerkammerkopfes abziehen
- Gebläseschlauch aus der Luftkassette ziehen
- Gebläseschlauch und Patientenspiralschlauch dicht über dem Kopf der Verneblerkammer fassen

- Einsatzteil des Verneblerkammerkopfes mit Hilfe der beiden Schläuche gegen Uhrzeigersinn bis zum Anschlag drehen und aus dem Verneblerkammerkopf heben
- Gebläseschlauch vom Einsatz des Verneblerkammerkopfes abheben
- Patientenspiralschlauch vom Einsatz des Verneblerkammerkopfes abheben
- Patientenspiralschlauch aus dem Haltearm entfernen
- ggf. Medikamentenverneblerbecher.aus der Verneblerkammer herausnehmen, entleeren und wegwerfen
- Verneblerkammer gegen Uhrzeigersinn drehen und aus der Grundplatte des Verneblers herausheben
- Flüssigkeit aus der Verneblerkammer ausgießen
- Verneblerkammer hinstellen
- beide Rändelmuttern an dem Verneblerkammerkopf abschrauben
- Glaszylinder der Verneblerkammer festhalten
- Verneblerkammerkopf vom Glaszylinder abheben
- Glaszylinder vom Boden der Verneblerkammer entfernen
- Dichtungsring vom Boden der Verneblerkammer entfernen
- Luftkassette aus dem Gehäuse des Verneblers nach oben herausziehen
- Luftfiltermatte aus der Rückseite der Luftkassette entnehmen
- ggf. Einzelteile vorschriftsmäßig reinigen, desinfizieren, verpacken und sterilisieren
- sonstiges Material wegräumen
- Handschuhe und Schutzkittel abwerfen

Besonderheiten

- Verneblerkammer kann dampfsterilisiert werden
- Einsatz des Verneblerkammerkopfes läßt sich nur mit Hilfe des eingesetzten Gebläseschlauches und des Patientenspiralschlauches leicht entfernen
- Rändelmuttern am Kopf der Verneblerkammer nicht lockern, bevor die Flüssigkeit aus der Verneblerkammer entfernt ist, sonst läuft die Flüssigkeit aus

- Verneblergehäusestativ mit Kabel soll in regelmäßigen Abständen mit desinfizierender Lösung abgewaschen werden
- die Dampfsterilisation der Einzelteile erfolgt bei 120° C
- Wirksamkeit des Sterilisationsverfahrens anhand des Indikators überprüfen
- Verneblerkammer, Verneblerkammerkopf, Einsatzteil des Verneblerkammerkopfes, Silikonschläuche mit Nadeln, Gebläseschlauch, Patientenspiralschlauch, Maske oder Mundstück, Luftkassette ohne Luftfiltermatte werden ggf. für die Gassterilisation getrennt eingeschweißt
- im Anschluß an die Gassterilisation dauert die Lüftungszeit bei Zimmertemperatur 7 Tage
- durch Lagerung im Trockenschrank bei 60° C kann die Lüftungszeit wesentlich verkürzt werden (s. die jeweiligen Firmenangaben)

Fehler und Gefahren

- Abreißen der Silikonschläuche beim Entfernen von den Ansatznippeln am Kopf der Verneblerkammer
- Lockerung der Rändelmuttern am Kopf der Verneblerkammer bei mit Flüssigkeit gefüllter Verneblerkammer

5.5.2. Zusammensetzen des Gerätes

Zweck

- Zusammensetzen des Verneblersystems nach Sterilisation der Einzelteile
- Einsetzen von Medikamentenverneblerbecher in die Verneblerkammer

Material

steril (ggf. unsteril):
- Handschuhe
- Schutzkittel
- Unterlage
- Verneblergehäuse mit Schwingkopf, Kabel und Stecker
- Stativ mit Haltearm für Patientenspiralschlauch und für Flüssigkeitsbehälter
- Verneblerkammerboden mit Haltestiften und Abschaltkontakt

- Dichtungsring für den Glaszylinder der Verneblerkammer
- Glaszylinder der Verneblerkammer
- Kopf der Verneblerkammer mit 2 Flüssigkeitsleitungen
- 2 Rändelmuttern für den Verneblerkammerkopf
- Einsatzteil des Verneblerkammerkopfes
- Luftkassette
- Luftfiltermatte für die Luftkassette
- 2 Silikonschläuche mit Nadeln
- Flüssigkeitsbehälter mit sterilem Aqua dest. und Verschlußkappe (Infusionsflasche)
- Gebläseschlauch
- Patientenspiralschlauch mit Maske oder Mundstück

Durchführung
- Hände waschen
- Handschuhe anlegen
- Schutzkittel anlegen
- Arbeitsfläche mit einer sterilen Unterlage abdecken
- ggf. Effektivität der Sterilisation anhand des Indikators überprüfen
- ggf. Einzelteile der sterilen Verpackung entnehmen und auf die sterile Unterlage legen
- Luftfiltermatte in die Rückseite der Luftkassette einsetzen
- Luftkassette in das Gerätegehäuse hineinschieben
- Dichtungsring für den Zylinder der Verneblerkammer in den Boden der Verneblerkammer einsetzen
- Glaszylinder auf den Dichtungsring am Boden der Verneblerkammer aufsetzen
- Verneblerkammerkopf in die 2 Haltestifte aufsetzen
- Verneblerkammerkopf mit den beiden Rändelmuttern fest anschrauben
- Einsatzteil des Verneblerkammerkopfes in die Öffnung einsetzen, jedoch noch nicht festschrauben
- Verneblerkammer auf die Bodenplatte des Verneblers aufsetzen und im Uhrzeigersinn drehen, bis die Verneblerkammer einrastet
- Gebläseschlauch in die Öffnung der Luftkassette und in die Öffnung mit Einsatzteil des Verneblerkammerkopfes einsetzen

- Patientenspiralschlauch in die Öffnung des Verneblerkammerkopfes einsetzen
- Einsatzteil des Verneblerkammerkopfes mit Hilfe des Gebläseschlauches und des Patientenspiralschlauches fest andrücken und im Uhrzeigersinn drehen, bis das Einsatzteil einrastet
- Patientenspiralschlauch in den Haltearm einsetzen
- Mundstück oder Maske auf den Patientenspiralschlauch aufsetzen
- sonstiges Material wegräumen
- Handschuhe und Schutzkittel abwerfen

Besonderheiten
- Wirksamkeit des Sterilisationsverfahrens an Hand des Indikators vor Bereitstellen des Gerätes überprüfen
- da keine Lüftungszeiten erforderlich sind, ist die Dampfsterilisation zur Behandlung in Gebrauch stehender Vernebler zu bevorzugen

Fehler und Gefahren
- lockerer Einsatzteil im Verneblerkammerkopf
- Einsetzen oder Entfernen des Einsatzteiles des Verneblerkammerkopfes mit Fingern bringt die Gefahr der Kontamination mit sich
- mehrmaliges Einstechen des Verschlusses des Flüssigkeitsbehälters bringt die Gefahr der Kontamination mit sich

5.5.3. Funktionskontrolle des Gerätes

Zweck
- Überprüfen der Verneblerleistung
- Sicherstellen der Funktionsfähigkeit des Medikamentenverneblers

Material

steril (ggf. unsteril):
- Handschuhe
- Schutzkittel
- Vernebler mit Verneblerkammer
- Medikamentenvernebler
- Patientenspiralschlauch

- Stativ mit Haltearm für Patientenspiralschlauch und Flüssigkeitsbehälter
- Flüssigkeitsbehälter einschl. Silikonschläuche mit Nadeln
- Aqua dest.

Durchführung
- Hände waschen
- Handschuhe anziehen
- Schutzkittel anlegen
- Stecker des Kabels in die Steckdose stecken
- mit den beiden Nadeln der Silikonschläu-
  che den Verschlußstopfen des Flüssigkeits-
  behälters aufdrehen
- beide Silikonschläuche auf die Nippel am
  Verneblerkammerkopf fest aufsetzen
- Flüssigkeitsbehälter aufhängen
- Vernebler mit dem Druckknopf einschalten
- bei Verneblung von Medikamenten wird
  ein Einmalmedikamentenbecher verwendet
- Ultraschallkopfregler auf Null stellen
- Medikamentenbecher mit etwa 30 ml der
  angeordneten Flüssigkeit füllen
- Einssatzteil des Verneblerbecherkopfes mit
  Hilfe des Patientenspiralschlauches und
  des Verneblerschlauches aus dem Kopf
  herausnehmen
- Verneblerkammer mit sterilem Aqua dest.
  füllen, so daß der einzusetzende Medikamentenverneblerbecher darin leicht ein-
  taucht
- Medikamentenverneblerbecher in die Öffnung des Verneblerkammerkopfes einsetzen
- Einsatzteil des Verneblerkammerkopfes in
  die Öffnung des Verneblerkammerkopfes
  einsetzen und festdrehen
- Ultraschallkopfregler auf max. aufdrehen
- austretende Nebelmenge mit dem Regel-
  knopf am Gerät einregulieren
- ggf. das System am Patienten anschließen
- sonstiges Material wegräumen
- Handschuhe und Schutzkittel abwerfen

Besonderheiten
- Flüssigkeitsniveau in der Verneblerkammer
  wird automatisch einreguliert
- bei zu niedrigem Flüssigkeitsniveau in der
  Verneblerkammer schaltet das Gerät ab

und die Röhrenlampen an der Verneblerkammer zeigen Störungen an

Fehler und Gefahren
- Kontamination des Einmalmedikamenten-
  bechers beim Einsetzen in die Verneblerkammer
- undichter Verschluß des Einsatzteiles im
  Verneblerkammerkopf

5.6. Ultraschallvernebler LKB NB 108

5.6.1. Zerlegen des Gerätes

Zweck
- Reinigen und Desinfizieren von Verneblergehäuse, Zuflußgefäß, Abflußgefäß, Verneblerkammer, peristaltischer Pumpe,
  Schwingerplatte, O-Ringen und Dichtungs-
  ringen
- Sterilisieren von Zuflußgefäß, Abflußgefäß, Ober- und Unterteil der Verneblerkammer, der Schwingerplatte, O-Ringe, Dichtungsringe
- Überprüfen der O-Ringe, der Dichtungsringe und der Schwingerplatte im Boden der
  Verneblerkammer

Material

unsteril (ggf. steril):
- Handschuhe
- Schutzkittel
- Unterlage
- Patientenfaltenschlauch mit Mundstück
  oder Maske
- Vernebler mit peristaltischer Pumpe, Ver-
  neblerkammer, Gebläseschlauch einschl.
  Winkelstück, Zufluß- und Abflußgefäß
  einschl. Zufluß- und Abflußleitung, Kabel
  mit Stecker
- Verbindungsschlauch mit Winkelstück
- Verschlußplatte für die Luftaustrittsöff-
  nung des Gebläseschlauches

Durchführung
- Hände waschen
- Handschuhe anziehen
- Schutzkittel anlegen
- Arbeitsfläche mit einer Unterlage abdecken

- Zerlegen des Patientenfaltenschlauchsystems und des Zufluß- und Abflußgefäßes einschl. Zufluß- und Abflußleitung und peristaltischer Pumpe wird wie folgt durchgeführt:

- Patientenfaltenschlauch vom Ausgangsstutzen der Verneblerkammer abziehen
- Maske ggf. Mundstück vom Patientenfaltenschlauch entfernen
- Abflußschlauch von dem Abflußnippel der Verneblerkammer abziehen
- Abflußschlauch aus dem Abflußgefäß entfernen
- Abflußgefäß entleeren– Zuflußschlauch von dem Zuflußnippel der Verneblerkammer abziehen
- Zuflußgefäß aus der Halterung aushängen und abstellen
- Zuflußschlauch aus dem Zuflußgefäß entfernen
- Zuflußgefäß entleeren
- Schraubdeckel der peristaltischen Pumpe zurückschieben
- die 4 Rollen aus der peristaltischen Pumpe entnehmen
- Zuflußschlauch und Abflußschlauch aus der peristaltischen Pumpe entfernen

- Zerlegen des Verneblerkammersystems wird wie folgt durchgeführt:

- Gebläseschlauch mit Winkelstück aus dem Gebläseausgang ziehen
- Gebläseschlauch von dem Gebläsestutzen der Verneblerkammer abziehen
- Verneblerkammer mit einer Hand umfassen, drehen und von der Haupteinheit des Verneblergehäuses abheben
- Verschlußvorrichtung zwischen Oberteil und Unterteil der Verneblerkammer öffnen
- Restflüssigkeit aus dem Unterteil der Verneblerkammer ausgießen
- Dichtungsring zwischen Oberteil und Unterteil der Verneblerkammer abnehmen
- Unterteil der Verneblerkammer umdrehen
- Bodenschrauben lockern
- Bodenschrauben, Dichtungs ringe, O-Ringe und Glasplatte aus dem Unterteil der Verneblerkammer herausnehmen

- ggf. alle Einzelteile vorschriftsmäßig reinigen, desinfizieren, verpacken und sterilisieren
- sonstiges Material wegräumen
- Handschuhe und Schutzkittel abwerfen

Besonderheiten
- Zufuhrschlauch und Abflußschlauch beim Entfernen dicht unterhalb der Ansatznippel der Verneblerkammer anfassen
- bei grauer Ringmusterung Glasplatte im Boden der Verneblerkammer ersetzen
- bei Verunreinigung Schwingerplatte mit Alkohol oder mit einer Glasfaserbürste, mindestens aber einmal wöchentlich, säubern
- Aerosolschlauch, Gebläseschlauch und Pumpenschläuche sind Einmalartikel und werden nach dem Gebrauch sofort abgeworfen
- alle mit den Atemgasen in Kontakt tretenden Teile des Verneblers sind Einmalartikel oder können dampfsterilisiert werden
- die Dampfsterilisation der Einzelteile erfolgt bei 120° C
- Wirksamkeit des Sterilisationsverfahrens anhand des Indikators überprüfen
- alle Teile der Verneblerkammer, der peristaltischen Pumpe, des Gebläseschlauches einschl. Winkelstück, Zufluß- und Abflußgefäß werden ggf. für die Gassterilisation getrennt eingeschweißt
- im Anschluß an die Gassterilisation dauert die Lüftungszeit bei Zimmertemperatur 7 Tage
- durch Lagerung im Trockenschrank bei 60° C kann die Lüftungszeit wesentlich verkürzt werden. (s. die jeweiligen Firmenangaben)

Fehler und Gefahren
- Abbrechen der Ansatznippel am Unterteil der Verneblerkammer
- Beeinträchtigung der Verneblerleistung durch Verschleiß der Glasplatte oder der Dichtungen
- Ablagerungen an der Schwingerplatte unterhalb der Verneblerkammer
- Verwendung von Seife

5.6.2. Zusammensetzen des Gerätes

Zweck

- Bereitstellen der Verneblerkammer nach Sterilisation
- Bereitstellen der peristaltischen Pumpe einschl. Schlauchsystem
- Beheben von Funktionsstörungen

Material

steril (ggf. unsteril):
- Handschuhe
- Schutzkittel
- Unterlage
- Verneblergehäuse mit Kabel und Stecker
- Kammer der peristaltischen Pumpe
- 4 Rollen der peristaltischen Pumpe
- Zuflußschlauch
- Zuflußgefäß
- Abflußschlauch
- Abflußgefäß
- Oberteil der Verneblerkammer
- Unterteil der Verneblerkammer
- Schwingerplatte
- Glasplatte
- O-Ring
- Dichtungsringe
- Schrauben für den Unterteil der Verneblerkammer
- Patientenfaltenschlauch mit Maske oder Mundstück
- Gebläseschlauch mit Winkelstück
- ggf. Adapterstücke für das Beatmungsgerät
- ggf. Gebläseschläuche für die Drainagenippel an den Adapterstücken

Durchführung
- Hände waschen
- Handschuhe anlegen
- Schutzkittel anlegen
- Arbeitsfläche mit einer sterilen Unterlage abdecken
- ggf. Effektivität der Sterilisation anhand des Indikators überprüfen
- ggf. Einzelteile der sterilen Verpackung entnehmen und auf die sterile Unterlage legen

- Zusammensetzen der peristaltischen Pumpe und des Patientenfaltenschlauchsystems wird wie folgt durchgeführt:

- Schubdeckel des peristaltischen Pumpengehäuses öffnen
- Zuflußschlauch und Abflußschlauch mit beiden Händen fassen
- beide Schläuche in Form einer einfachen Schleife in die inneren Rillen des Pumpengehäuses legen
- dabei soll der Bogen der Schleife etwas kleiner gehalten werden, als der Bogen des Pumpengehäuses ist
- Schubdeckel des Pumpengehäuses halb schließen
- Kabel mit Stecker in die Steckdose stecken
- Gebläseschalter auf 15 L/min. einstellen
- Feuchtigkeitsschalter auf 100% aufdrehen
- Hauptschalter an der Rückseite des Gerätes einschalten und die Pumpe in Betrieb setzen
- die 4 Rollen hintereinander im Uhrzeigersinn unter den halb geschlossenen Deckel der peristaltischen Pumpe schieben
- abwarten, bis alle Rollen zu rollen beginnen Schubdeckel des peristaltischen Pumpengehäuses schließen
- Hauptschalter abschalten
- Maske oder Mundstück auf den Patientenfaltenschlauch aufsetzen
- Patientenfaltenschlauch auf den Ausgangsstutzen der Verneblerkammer aufsetzen

- Zusammensetzen der Verneblerkammer und des Zufluß- und Abflußgefäßes einschl. Zufluß- und Abflußschlauch wird wie folgt durchgeführt:

- Unterteil der Verneblerkammer umdrehen
- ggf. Glasplatte und Dichtungsringe sowie O-Ringe im Unterteil der Verneblerkammer ersetzen
- Unterteil der Verneblerkammer zusammenschrauben
- Dichtungsring zwischen Oberteil und Unterteil der Verneblerkammer legen
- Oberteil und Unterteil der Verneblerkammer zusammenschrauben
- Verschlußvorrichtung schließen
- Verneblerkammer in die Grundplatte des Verneblers einsetzen
- Zuflußgefäß mit sterilem Aqua dest. füllen
- ein Ende des Zuflußschlauches auf den Ansatznippel des Zuflußgefäßes aufsetzen

- Zuflußgefäß an den Haken der Flaschen-
  halterung hängen
- das andere Ende des Zuflußschlauches auf
  den oberen Nippel (Zuflußnippel) der Verneblerkammer aufsetzen
- ein Ende des Abflußschlauches mit dem
  Abflußgefäß verbinden
- Abflußgefäß an den Haken der Flaschen-
  halterung hängen
- das andere Ende des Abflußschlauches auf
  den unteren Nippel (Abflußnippel) aufsetzen
- Gebläseschlauch mit Winkelstück in die
  Gebläseöffnung setzen
- Gebläseschlauch auf den Gebläsestutzen
  der Verneblerkammer setzen

- sonstiges Material wegräumen
- Handschuhe und Schutzkittel abwerfen

Besonderheiten

- Ultraschallvernebler wird in der Regel in
  Verbindung mit dem Engström-Beatmungsgerät verwendet
- bei Verwendung des Ultraschallgerätes mit
  dem Engström-Beatmungsgerät muß die
  Luftaustrittsöffnung am Gerätegehäuse mit
  einer Kappe verschlossen werden
- Ultraschallvernebler kann auch für Spontanatmung verwendet werden
- für die Verwendung in Spontanatmung
  muß die Luftaustrittsöffnung des Gebläsegehäuses mit einem Gebläsestutzen der
  Verneblerkammer verbunden werden
- vor dem Zusammensetzen des Gerätes muß
  der Zustand der Glasplatte in der Verneblerkammer kontrolliert werden
- ggf. beschädigte Glasplatte entfernen und
  durch eine neue ersetzen

Fehler und Gefahren

- Offenlassen der Drainagenippel an den
  Adapterstücken zwischen Ultraschallvernebler und Beatmungsgerät
- Einsatz beschädigter Glasplatten
- unsterile Handhabung der Verneblerkammer beim Zusammensetzen des Gerätes
- Überhitzung des Gerätes

5.6.3. Funktionskontrolle des Gerätes

Zweck

- Überprüfen des Gebläses
- Überprüfen der peristaltischen Pumpe
- Überprüfen der Schwingerplatte

Material

steril (ggf. unsteril):

- Handschuhe
- Schutzkittel
- Unterlage
- Patientenfaltenschlauch mit Mundstück
  oder Maske
- Vernebler mit peristaltischer Pumpe, Ver-
  neblerkammer, Gebläseschlauch einschl.
  Winkelstück, Zufluß- und Abflußschlauch
  einschl. Zufluß- und Abflußleitung, Kabel
  mit Stecker
- Gebläseschlauch mit Winkelstück
- Verschlußplatte für die Luftaustrittsöff-
  nung des Gebläsegehäuses

Durchführung

- Hände waschen
- Handschuhe anlegen
- Schutzkittel anlegen
- Verneblerkammer abheben
- Kammer unterhalb der Verneblerkammer
  mit 20 ccm Aqua dest. füllen
- Verneblerkammer wieder in die Grundplat-
  te des Verneblers einsetzen
- Verneblerkammer kurz anheben, um Luft
  zwischen der Flüssigkeit unterhalb der Ver-
  neblerkammer und der Bodenplatte der
  Verneblerkammer entweichen zu lassen
- Aqua dest. durch die Trichteröffnung am
  Unterteil der Verneblerkammer einfüllen,
  bis der Wasserstand etwa ⅓ der Höhe des
  Unterteils der Verneblerkammer erreicht
  hat
- Verschlußplatte aus der Luftaustrittsöffnung des Gebläsegehäuses entfernen
- Winkelstück des Gebläseschlauches in die
  Luftaustrittsöffnung des Gebläseschlauches einsetzen
- das andere Ende des Gebläseschlauches
  auf den Gebläsestutzen der Verneblerkammer setzen

- Patientenfaltenschlauch mit Maske auf den Auslaßstutzen der Verneblerkammer setzen
- Gebläseschalter auf 15 L/min. einstellen
- Feuchtigkeitsschalter auf 100% stellen
- Hauptschalter an der Rückwand des Gerätes einschalten
- beim Aufleuchten der grünen Kontrollampe ist das Gerät einsatzbereit
- austretende Nebelmenge am Patientenfaltenschlauch kontrollieren
- Verneblerleistung mit dem Feuchtigkeitsschalter einstellen
- ggf. das System am Patienten anschließen
- sonstiges Material wegräumen
- Handschuhe und Schutzkittel abwerfen

Besonderheiten
- die Regelung des Flüssigkeitsniveaus in der Verneblerkammer erfolgt über die peristaltische Pumpe
- beim Einschalten des Gerätes füllt sich die Verneblerkammer automatisch mit Flüssigkeit, bis die Glasplatte am Boden der Verneblerkammer vollständig mit Flüssigkeit bedeckt ist
- beim Anstieg des Flüssigkeitsniveaus in der Verneblerkammer wird Flüssigkeit aus der Verneblerkammer abgesaugt, bis das erforderliche Flüssigkeitsniveau wieder hergestellt ist

- das Flüssigkeitsniveau in der Verneblerkammer wird nicht angezeigt
- das Flüssigkeitsniveau in der Kammer unterhalb der Verneblerkammer und im Trichter muß mindestens einmal täglich kontrolliert werden
- Aufleuchten der roten Warnlampe zeigt Überhitzung des Ultraschallgenerators an
- Flüssigkeitsniveau in der Kammer unterhalb der Verneblerkammer überprüfen
- Luftblasen ggf. entweichen lassen
- Gerät ausschalten und abkühlen lassen
- Erlöschen der grünen Kontrollampe bei Überhitzung des Netztransformators
- Unterbrechung der Funktion von Generator und Pumpe
- Gerät ausschalten und abkühlen lassen
- Wirksamkeit des Sterilisationsverfahrens an Hand des Indikators vor Bereitstellen des Gerätes überprüfen

Fehler und Gefahren
- zu niedriges Flüssigkeitsniveau in der Kammer unterhalb der Verneblerkammer
- zu niedriges Flüssigkeitsniveau im Trichter
- Luftblasen in der Kammer unterhalb der Verneblerkammer
- Überhitzung des Netztransformators
- Überhitzung des Ultraschallgenerators

Atmungskontrolle

Atmungskontrolle

Zweck
- Kontrollieren von volumetrischen Atemgrößen
- Kontrollieren von Meßgrößen der Atemmechanik
- Kontrollieren der Gesamtdehnbarkeit von Lunge und Brustkorb
- Kontrollieren von Meßgrößen der maximalen Einatmungskraft

Organisation
- eingehendere und genauere Untersuchung der Lungenfunktion erfolgt in hierfür speziell ausgerüsteten Laboratorien
- über die Leistungsfähigkeit der Lungenventilation geben letzten Endes die Ergebnisse blutgasanalytischer Untersuchungen Aufschluß
- die kleinen Meßgeräte für die Kontrolle der Lungenfunktion werden in der Regel am Krankenbett verwendet
- Kontrolle der Lungenfunktion mit kleinen Geräten erfolgt oft im Rahmen der präoperativen Diagnose
- Kontrolle der Lungenfunktion mit kleinen Geräten ist im Rahmen der postoperativen Diagnose erforderlich
- Kontrolle der Lungenfunktion mit kleinen Geräten wird in der Regel in Verbindung mit der Inhalationstherapie und Beatmungsinhalation bei bettlägerigen Patienten vorgenommen
- Kontrolle der Lungenfunktion mit kleinen Geräten am Krankenbett gibt eine gute Orientierung über objektive Erfolge der Inhalationstherapie bzw. Beatmungsinhalation am Krankenbett
- Atmungsfunktion kann durch Schmerz insbesondere in der postoperativen Phase beeinflußt werden
- schlechte Atmungsfunktion trotz Inhalationstherapie bzw. Beatmungsinhalation in

der postoperativen Phase ist nicht selten auf Schmerzen zurückzuführen
- Kontrolle der Atmungsfunktion mit kleinen Meßgeräten erfolgt regelmäßig in der Entwöhnungsphase nach kontrollierter Beatmung oder assistierter Atmung
- Kontrolle der Atmungsfunktion mit kleinen Meßgeräten erfolgt regelmäßig am Krankenbett in der Erholungsphase nach kontrollierter Beatmung
- kleine Meßgeräte dienen oft zur volumetrischen Kontrolle der Beatmung während Narkose und Intensivbehandlung
- Durchführung der Atmungskontrolle mit kleinen Geräten am Krankenbett erfolgt durch Pflegepersonal, Physiotherapeuten oder Arzt
- Meßergebnisse fortlaufend schriftlich festhalten

Hygiene
- vor und nach der Durchführung der Atmungskontrolle mit kleinen Geräten Hände waschen und desinfizieren
- bei Patienten mit Infektionen sterile Handschuhe anziehen
- nach jeder Messung Einmalartikel wegwerfen
- bei jeder Messung sterilisierte Geräte, sterile Mundstücke und Schläuche verwenden
- Geräte desinfizieren und sterilisieren lassen
- für das Zusammensetzen der Geräte Arbeitsfläche reinigen, desinfizieren und steril abdecken

Desinfektion
- Geräte vor Desinfektion reinigen, insbesondere von Schleimresten befreien
- Geräteteile in desinfizierende Lösungen legen
- bei Auswahl der desinfizierenden Lösung Herstellervorschriften beachten

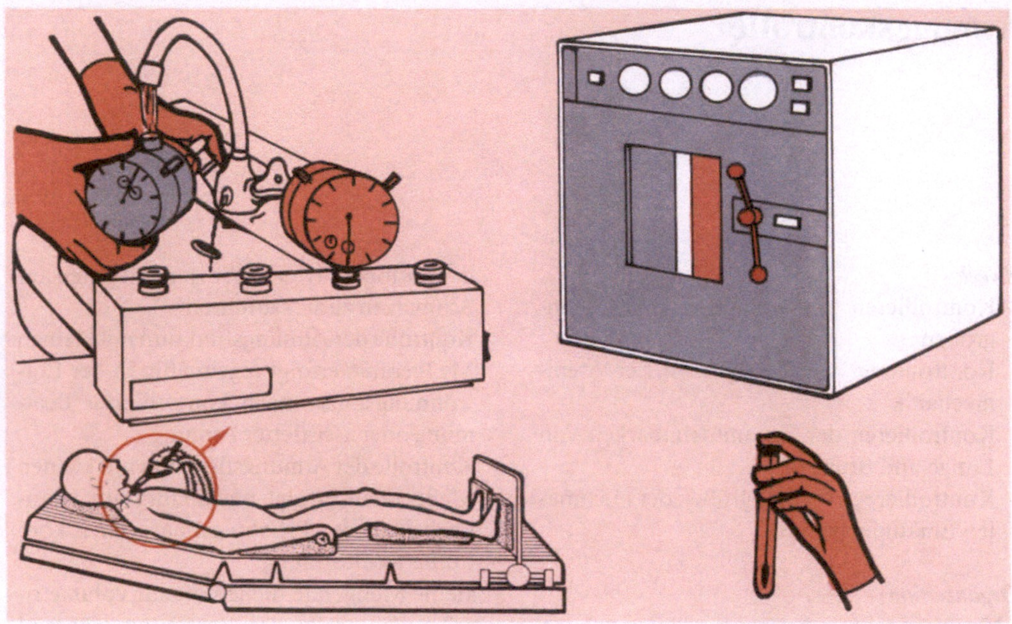

Abb. 22. Reinigung und Sterilisation des Spirometers

Merke: Die Spirometer befinden sich in der Regel im Ausatmungsteil des Narkosekreissystems und werden damit immer durch Ausatmungsluft kontaminiert. Feuchtigkeitsrückstände in der Meßkammer des Spirometers verfälschen die Meßergebnisse. Die Spülung muß immer durch die obere Öffnung erfolgen. Vor der Sterilisation wird das Spirometer getrocknet.

– nicht sterilisierbare Geräteteile und das Gerätegehäuse vor Verwendung mit desinfizierender Lösung abwaschen

Sterilität
– vor Sterilisieren der Geräte Reinigung und Desinfektion vorschriftsmäßig durchführen
– vor der Durchführung von Dampfsterilisation Herstellervorschriften beachten
– mit Äthylenoxyd sterilisierte Geräte und Materialien vor dem Gebrauch vorschriftsmäßig lüften
– wo immer möglich, sterile Einmalmaterialien (Mundstücke, Masken, Schläuche, Sensoren) verwenden
– für die Behandlung von Patienten mit immunsupressiven Mitteln sterile Kopfbedeckung, Mundschutz, Kittel und Handschuhe anziehen

Besonderheiten
– nicht in Gebrauch befindliche Spirometer in Trocknungsanlagen lagern
– vor Gebrauch Spirometer trocknen, da sonst leicht Fehlmessungen entstehen können
– vor jeder Messung muß eine Funktionskontrolle der Meßgeräte erfolgen
– Meßgeräte dürfen nicht von Patient zu Patient direkt transportiert werden, da hierdurch Kreuzinfektion besonders begünstigt wird
– in der Intensivbehandlung und Wachstation nach Möglichkeit für jeden Patienten ein Meßgerät bereithalten

- bei Verdacht auf Einschränkung der Lungenfunktion durch Schmerzeinwirkung erfolgt auf ärztliche Anordnung die Schmerzbehandlung
- nach der Schmerzbehandlung Kontrolle der Lungenfunktion wiederholen
- Ergebnisse der Lungenfunktion mit kleinen Geräten mit Thoraxröntgenaufnahmen und den Ergebnissen blutgasanalytischer Untersuchungen vergleichen
- alle Meßgeräte, die zur Diagnose oder Behandlung verwendet werden, müssen aufgrund gesetzlicher Vorschriften mindestens 2mal im Jahr einer Funktionskontrolle durch Fachleute unterzogen werden
- über die Inspektion ist ein Protokoll anzufertigen

Fehler und Gefahren
- Überbewertung der Aussagekraft der Atmungskontrolle mit kleinen Geräten
- Unterlassung der Durchführung blutgasanalytischer Untersuchungen
- Überanstrengung von Patienten bei der Durchführung der Atmungskontrolle mit kleinen Geräten
- falsche Ergebnisse spirometrischer Messungen bei Nichtbeachtung zusätzlicher Gaszufuhr während der Atemkontrolle
- falsche Meßergebnisse infolge falscher Eichung der Geräte
- Nichtbeachtung hygienischer Vorschriften

6. Handhabung der Geräte

6.1. Wright-Spirometer

6.1.1. Zerlegen des Gerätes
Zweck
- Reinigen, Desinfizieren und Sterilisieren des Gerätes

Material

steril:
- Handschuhe
- Schutzkittel
- Unterlage

- Wright-Spirometer mit Adapter
- Maske
- ggf. Mundstück

Durchführung
- Hände waschen
- Handschuhe anziehen
- Arbeitsfläche reinigen und mit der Unterlage abdecken
- Maske vom Adapter des Gerätes entfernen
- Adapter vom Ansatzstutzen des Gerätes abnehmen
- alle Einzelteile vorschriftsmäßig reinigen, desinfizieren, verpacken und sterilisieren
- sonstiges Material wegräumen
- Handschuhe und Schutzkittel abwerfen

Besonderheiten
- zum Wright-Spirometer gehört noch ein zweites Adapterstück und ein Adapterstück für Verbindungsschläuche zum Messen bei intubierten oder tracheotomierten Patienten sowie eine Nasenklemme für die Messung mit Mundstück
- alle diese Teile werden ebenfalls gereinigt, desinfiziert und für die Sterilisation ordnungsgemäß eingepackt
- Wright-Spirometer nach Reinigung trocknen
- das Trocknen kann im Trockenofen bis 70° C erfolgen
- das Instrument darf nicht über 70° C erwärmt werden
- für die Gassterilisation alle Einzelteile ordnungsgemäß verpacken
- im Anschluß an die Gassterilisation dauert die Lüftungszeit bei Zimmertemperatur 7 Tage
- durch Lagerung im Trockenschrank bei 60° C kann die Lüftungszeit wesentlich verkürzt werden (s. die jeweiligen Firmanangaben)

Fehler und Gefahren
- Beschädigung der Drehtrommel bei Reinigung des Gerätes
- Verkleben der Drehtrommel nach Desinfektion oder Sterilisation
- ungenügende Durchlüftung des Gerätes nach Gassterilisation

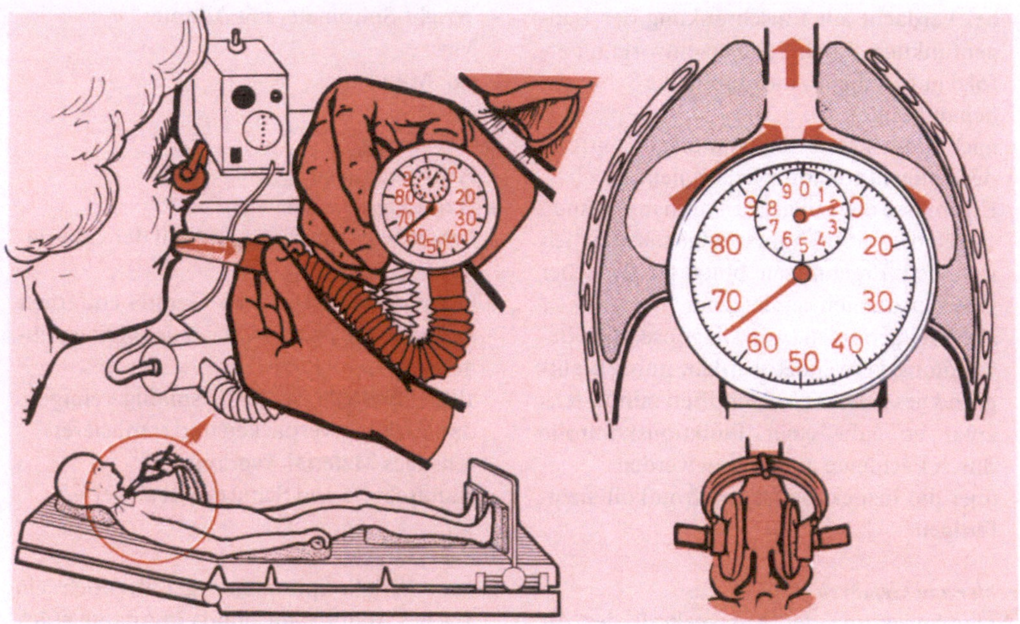

Abb. 23. Kontrolle von Atemhubvolumen und Atemminutenvolumen

> **Merke:** Spirometer dienen zur Kontrolle ventilatorischer Meßgrößen wie Atemhubvolumen, Atemminutenvolumen und Vitalkapazität. Die Messung von Atemhubvolumen und Atemminutenvolumen kann während kontrollierter Beatmung, assistierter Atmung und bei Spontanatmung durchgeführt werden. Vitalkapazität und Residualvolumen sind nur bei Spontanatmung zu ermitteln.

6.1.2. Zusammensetzen des Gerätes

Zweck
- Bereitstellen des Gerätes
- Funktionskontrolle des Gerätes

Material

steril:
- Handschuhe
- Schutzkittel
- Unterlage
- Wright-Spirometer
- 2 Adapter für Maske oder Mundstück
- Maske
- ggf. Mundstück
- ggf. 1 Adapter für Verbindungsschlauch
- ggf. Verbindungsschlauch
- ggf. Nasenklemme

Durchführung
- Hände waschen
- Handschuhe anziehen
- Schutzkittel anlegen
- Arbeitsfläche desinfizieren
- Arbeitsfläche mit einer sterilen Unterlage abdecken
- ggf. Effektivität der Sterilisation anhand des Indikators überprüfen
- ggf. Einzelteile der sterilen Verpackung entnehmen und auf die sterile Unterlage legen

- Zusammensetzen des Gerätes wird wie folgt durchgeführt:

- zur Messung des Einatmungshubvolumens ein Adapterstück auf den axialen Anschlußstutzen des Gerätes aufsetzen

- zur Messung des Ausatmungshubvolumens
  ein Adapterstück auf den radialen Anschlußstutzen des Gerätes aufsetzen
- Maske oder Mundstück auf das Adapterstück aufsetzen
- ggf. Adapterstück für den Faltenschlauch
  auf den entsprechenden Ansatzstutzen des
  Gerätes aufsetzen

- die Funktionskontrolle des Gerätes wird
  wie folgt durchgeführt:

- Wright-Spirometer mit einer Hand so halten, daß der radiale Ansatzstutzen in waage-
  rechte Position kommt
- mit dem seitlichen Schieber den Spirometer
  außer Funktion setzen
- Rückstellknopf an der Seite des Spirometers ganz durchdrücken
- die beiden Zeiger müssen auf Null stehen
- Hand in Streckstellung bringen
- Schieber an der Seite des Wright-Spirometers in Meßstellung bringen
- Hand aus dem Handgelenk mit leichter Bewegung schnell in Beugeposition bringen
- kontrollieren, ob durch die so erzeugte
  leichte Luftströmung der große Zeiger des
  Spirometers bewegt wurde oder nicht
- bei Funktionsuntüchtigkeit Wright-Spirometer austauschen

Besonderheiten
- Funktionstüchtigkeit des Gerätes 2mal
  jährlich durch Fachleute kontrollieren und
  das Ergebnis protokollieren lassen
- Wright-Spirometer ständig trockenhalten
- ggf. mit Föhn durchlüften und trocknen
- bei Verwendung mit Mundstück wird die-
  ses statt der Maske auf den Ansatzstutzen
  gesetzt

Fehler und Gefahren
- Aufsetzen des Adapterstücks auf den falschen Ansatzstutzen des Gerätes
- ungenügende Durchlüftung des Gerätes
  nach Gassterilisation

6.1.3. Durchführung der Messung

Zweck
- Kontrollieren des inspiratorischen Hubvo-
  lumens in Spontanatmung
- Kontrollieren des exspiratorischen Hubvo-
  lumens in Spontanatmung

Material

steril:
- Handschuhe
- Schutzkittel
- Unterlage
- Wright-Spirometer mit Adapter und Maske
- ggf. Mundstück
- ggf. Nasenklemme

Durchführung
- die Messung des Einatmungshubvolumens
  wird wie folgt durchgeführt:

- Hände waschen
- Handschuhe anziehen
- Maske auf das axiale Adapterstück aufsetzen
- ggf. Adapterstück für Verbindungsschlauch
  auf den axialen Anschlußstutzen des
  Wright-Spirometers aufsetzen
- bei Anwendung von Mundstück die Nasenklemme auf die Nasenflügel aufsetzen und
  Nasenöffnung verschließen
- Maske oder Mundstück mit dem Patienten
  fachgerecht verbinden
- mit dem seitlichen Schieber Spirometer
  außer Funktion setzen
- Rückstellknopf an der Seite des Spirometers bis zum Anschlag durchdrücken
- beide Zeiger des Spirometers müssen auf
  Null stehen
- Patienten auffordern, regelmäßig und ruhig
  zu atmen
- die Größe des Atemhubvolumens auf der
  äußeren Skala des Wright-Spirometers ablesen
- zur Ermittlung des Atemminutenvolumens
  den Patienten eine Minute atmen lassen
- am Ende der einminütigen Meßperiode mit
  dem seitlichen Schieber Spirometer außer
  Funktion setzen

- Größe des Atemminutenvolumens an der inneren Skala des Wright-Spirometers ablesen
- am Ende der Messung Nasenklemme entfernen
- Maske entfernen
- Verbindungsschlauch und Adapterstücke vom Wright-Spirometer entfernen
- alle Einzelteile einer ordnungsgemäßen Reinigung, Desinfektion und Sterilisation zuführen
- sonstiges Material wegräumen bzw. wegwerfen

Besonderheiten
- für die Messung des Ausatmungshub- und Atemminutenvolumens wird die Maske mit dem Adapterstück am radialen Ansatzstutzen am Wright-Spirometer verbunden
- sonst erfolgt die Messung, wie bei der Messung des Einatmungshubvolumens beschrieben
- bei Messung des exspiratorischen Volumens im Kreissystem während Anästhesie wird das Y-Stück des Kreissystems an dem axialen Adapterstück angeschlossen
- bei Messung mit Mundstück wird auf die Nase des Patienten eine Nasenklemme aufgesetzt
- bei Messung des Ausatmungshubvolumens während der kontrollierten Beatmung wird das axiale Ansatzstück des Wright-Spirometers mit der Ausatmungsöffnung des Beatmungsgerätes bzw. -systems verbunden
- Wright-Spirometer trockenhalten
- vor dem Gebrauch Wright-Spirometer ggf. mit Hilfe eines Föhns durchlüften und trocknen

Fehler und Gefahren
- Anschluß von Maske an den falschen Ansatzstutzen des Wright-Spirometers
- Entweichen von Aus- oder Einatmungsluft während der Messung mittels Maske
- falsche Meßergebnisse bei stark durchfeuchtetem Wright-Spirometer
- Nichtbeachtung der Hygienevorschriften
- ungenügende Durchlüftung des Gerätes nach Gassterilisation

6.2. Minuten-Volumeter Dräger 2000

6.2.1. Zerlegen des Gerätes

Zweck
- Reinigen, Desinfizieren und Sterilisieren des Gerätes mit Zubehör
- Wechseln der Glasscheibe vor dem Zifferblatt des Gerätes

Material

steril:
- Handschuhe
- Schutzkittel
- Unterlage
- Minuten-Volumeter mit Faltenschlauch, Ventilstück und Maske
- Kopfband
- ggf. Metallmundstück

Durchführung
- Hände waschen
- Handschuhe anziehen
- Arbeitsfläche reinigen und mit der Unterlage abdecken
- Materialien aus der sterilen Verpackung entnehmen
- Überwurfmutter des Faltenschlauchs von dem Minuten-Volumeter abschrauben
- Ventilstück an der Maske von der Anschlußtülle des Faltenschlauchs abschrauben
- Dichtungsring entfernen
- Maske vom Ventilstück entfernen
- alle Einzelteile vorschriftsmäßig reinigen, desinfizieren, verpacken und sterilisieren
- sonstiges Material wegräumen
- Handschuhe und Schutzkittel abwerfen

Besonderheiten
- zur Ausrüstung des Minuten-Volumeters gehört noch ein Metallmundstück für den Anschluß eines kurzen Verbindungsschlauchs, ein Adapter sowie Nasenklemme und Pappmundstücke
- mit Ausnahme der Pappmundstücke werden alle diese Teile ebenfalls gereinigt, desinfiziert und sterilisiert
- zur Ausrüstung des Minuten-Volumeters für Anschluß im Narkosekreissystem gehö-

ren noch zwei Zwischenkonen, die ggf. auch gereinigt, desinfiziert und sterilisiert werden müssen

- die Glasscheibe vor dem Zifferblatt kann gewechselt werden, nachdem ein Sprengring, der die Glasscheibe festhält, abgenommen wird
- zur Reinigung läßt man heißes Wasser durch die Meßkammer des Minuten-Volumeters von oben nach unten durchlaufen
- Volumeter darf nicht vollständig ins Wasser gelegt werden
- anschließend Minuten-Volumeter ausschleudern und auf der Dräger-Trockeneinrichtung trocknen
- Desinfektionsflüssigkeit gießt man ebenfalls durch die Meßkammer des Minuten-Volumeters
- es dürfen nur Desinfektionsflüssigkeiten verwendet werden, die für die Desinfektion von Gummi- oder Kunststoffkathetern geeignet sind
- Dampfsterilisation wird bei 120° C durchgeführt
- zur Gassterilisation werden alle Einzelteile mit dem Föhn getrocknet und eingeschweißt
- am besten trocknet man das Minuten-Volumeter mit Hilfe einer speziellen Trokkeneinrichtung der Lieferfirma
- Sterilisation bzw. Desinfektion kann auch im Dräger-Aseptor erfolgen
- im Anschluß an die Gassterilisation dauert die Lüftungszeit bei Zimmertemperatur 7 Tage
- durch Lagerung im Trockenschrank bei 60° C kann die Lüftungszeit wesentlich verkürzt werden (s. die jeweiligen Firmenangaben)

Fehler und Gefahren
- Durchlauf von heißem Wasser oder Desinfektionsflüssigkeit durch die Meßkammer des Gerätes in falscher Richtung, d.h. von unten nach oben
- Eintauchen des Gerätes in Spülflüssigkeit oder Desinfektionsflüssigkeit
- Gassterilisation des Gerätes und der Zubehörteile in feuchtem Zustand

- Verwendung von ungeeigneten Desinfektionsmitteln, die das Gerät beschädigen

6.2.2. Zusammensetzen des Gerätes

Zweck
- Bereitstellen des Gerätes für den Gebrauch am Krankenbett
- Einbau des Gerätes in Narkosekreissysteme
- Funktionskontrolle des Gerätes

Material

steril:
- Handschuhe
- Schutzkittel
- Unterlage
- Minuten-Volumeter
- Faltenschlauch
- Gewindetülle
- Anschlußtülle
- Überwurfmutter
- Dichtungsring
- Ventilstück
- Maske
- Kopfband
- ggf. Metallmundstück
- ggf. kurzer Verbindungsschlauch
- ggf. Pappmundstück
- ggf. Nasenklemme
- ggf. Zwischenkonen zum Anschluß an das Narkosekreissystem

Durchführung
- Hände waschen
- Handschuhe anziehen
- Schutzkittel anlegen
- Arbeitsfläche desinfizieren
- Arbeitsfläche mit einer sterilen Unterlage abdecken
- ggf. Effektivität der Sterilisation anhand des Indikators überprüfen
- ggf. Einzelteile der sterilen Verpackung entnehmen und auf die sterile Unterlage legen

- Zusammensetzen des Gerätes wird wie folgt durchgeführt:

- Überwurfmutter auf die Anschlußtülle setzen

- das eine Ende des Faltenschlauchs auf die Anschlußtülle aufsetzen
- Gewindetülle in das andere Ende des Faltenschlauchs einsetzen
- Dichtungsring auf die Gewindetülle aufsetzen
- Ventilstück und Gewindetülle zusammenschrauben
- Anschlußtülle mit der Überwurfmutter am oberen Ansatzstück des Minuten-Volumeters festschrauben
- Maske auf das Ventilstück aufsetzen

- die Funktionskontrolle des Gerätes wird wie folgt durchgeführt:

- den linken Knopf des Minuten-Volumeters drücken
- mit dem Druck des linken Knopfes erscheint ein schwarzer Punkt im linken Fenster des Minuten-Volumeters
- mit dem Druck des linken Knopfes erscheint eine schwarze Scheibe im halbkreisförmigen Feld unterhalb des Zeigers des Minuten-Volumeters
- das halbkreisförmige Feld wird innerhalb von 1 min schwarz ausgefüllt
- Zeit mit Stoppuhr kontrollieren
- bei funktionstüchtigem Gerät wird der Zeiger des Minuten-Volumeters nach 1 min automatisch angehalten
- somit wird bei Betätigung des linken Knopfes bei Durchführung der Messung das Atemminutenvolumen gemessen
- den rechten Knopf des Minuten-Volumeters drücken
- mit dem Druck des rechten Knopfes erscheint ein schwarzer Punkt im rechten Fenster des Minuten-Volumeters
- bei der Durchführung der Messung wird in dieser Position das Atemhubvolumen gemessen
- bei halb eingedrücktem rechten Knopf muß der Zeiger des Minuten-Volumeters stehenbleiben
- bei nochmaligem durchgedrücktem rechten Knopf bewegt sich der Zeiger des Minuten-Volumeters bei der Durchführung der Messung weiter

Besonderheiten

- nach Desinfizieren oder Sterilisieren kann es vorkommen, daß das Laufwerk des Minuten-Volumeters klebt
- Minuten-Volumeter um seine Längsachse ruckartig drehen und danach die Beweglichkeit des Laufwerks kontrollieren
- für die Messung der Vitalkapazität mit Mundstück wird auf das Ventilstück statt der Maske ein Pappmundstück aufgesetzt
- zur Kontrolle des Atemminutenvolumens kann man das Metallmundstück mit kurzem Verbindungsschlauch, Adapter und Pappmundstück verwenden
- zum Einsetzen des Minuten-Volumeters in das Narkosekreissystem werden bei alten Narkosegeräten die Zwischenkonen verwendet
- bei neueren Narkosekreissystemen kann das Minuten-Volumeter direkt festgeschraubt werden

Fehler und Gefahren

- ungenügende Entlüftung des Gerätes nach Gassterilisation
- Kreuzinfektionen durch Verwendung unsteriler Geräte
- Undichtigkeit am Ventilstück oder am Minuten-Volumeter beim Festschrauben des Faltenschlauchs

6.2.3. Durchführung der Messung

Zweck
- Kontrollieren des Atemhubvolumens
- Kontrollieren der Vitalkapazität
- Kontrollieren des Atemminutenvolumens
- Kontrollieren des Ausatmungsvolumens im Narkosekreissystem

Material

steril:
- Handschuhe
- Schutzkittel
- Unterlage
- Minuten-Volumeter mit Faltenschlauch, Ventilstück und Maske
- Kopfband
- ggf. Metallmundstück

- ggf. kurzer Verbindungsschlauch
- ggf. Pappmundstück
- ggf. Nasenklemme
- ggf. Zwischenkonen zum Anschluß an das Narkosekreissystem

Durchführung
- Hände waschen
- Handschuhe anziehen
- Kopfband um den Kopf des Patienten legen
- Maske auf das Gesicht des Patienten aufsetzen
- Maske mit Kopfband fixieren
- korrekten Sitz der Maske auf Dichtigkeit kontrollieren

- die Messung des Atemhubvolumens wird wie folgt durchgeführt:

- Patienten zum Einatmen auffordern
- rechten Knopf des Volumeters eindrücken
- Patienten ausatmen lassen
- rechten Knopf halb eindrücken
- Ausatmungshubvolumen des Patienten an der äußeren Skala des Minuten-Volumeters ablesen
- rechten Knopf des Volumeters eindrücken
- kontrollieren, ob schwarzer Punkt im rechten Fenster erscheint
- Meßvorgang 5mal wiederholen
- durchschnittliches Atemhubvolumen berechnen und schriftlich festhalten

- die Messung der Vitalkapazität wird wie folgt durchgeführt:

- Patienten zur maximalen Einatmung auffordern
- rechten Knopf des Volumeters eindrücken
- kontrollieren, ob schwarzer Punkt im rechten Fenster erscheint
- Patienten zum vollständigen Ausatmen auffordern
- am Ende der Ausatmung rechten Knopf des Volumeters halb eindrücken
- Wert der Vitalkapazität durch Addierung der Anzeige an der kleinen und äußeren großen Skala ablesen
- rechten Knopf des Volumeters eindrücken

- kontrollieren, ob schwarzer Punkt im rechten Fenster erscheint
- Meßvorgang 2mal wiederholen
- Durchschnittswert der Vitalkapazität berechnen und schriftlich festhalten

- die Messung des Atemminutenvolumens wird wie folgt durchgeführt:

- Patienten auffordern, normal ein- und auszuatmen
- linken Knopf des Volumeters eindrücken
- kontrollieren, ob schwarzer Punkt im linken Fenster erscheint
- Patienten während des Meßvorganges über 1 min ruhig ein- und ausatmen lassen
- nach Stehenbleiben der Zeiger des Volumeters das Atemminutenvolumen durch Addierung der Werte an der kleinen und großen Meßskala ablesen
- Patienten auffordern, ruhig ein- und auszuatmen
- linken Knopf des Volumeters eindrücken
- kontrollieren, ob schwarzer Punkt im linken Fenster erscheint
- Meßvorgang noch 2mal wiederholen
- alle Einzelteile einer ordnungsgemäßen Reinigung, Desinfektion und Sterilisation zuführen
- sonstiges Material wegräumen bzw. wegwerfen

Besonderheiten
- bei Durchführung der Messung mit einem Mund- und Ventilstück muß die Nase des Patienten mit einer Nasenklemme verschlossen werden
- bei Messung des Atemminutenvolumens unter Verwendung des metallischen Mundstücks und des Verbindungsschlauchs atmet der Patient durch die Nase ein und durch das Mundstück aus; sonst wird der Meßvorgang wie oben beschrieben durchgeführt

Fehler und Gefahren
- undichter Sitz der Maske
- undichter Verschluß der Nase mit Nasenklemme
- undichter Verschluß des Mundstücks

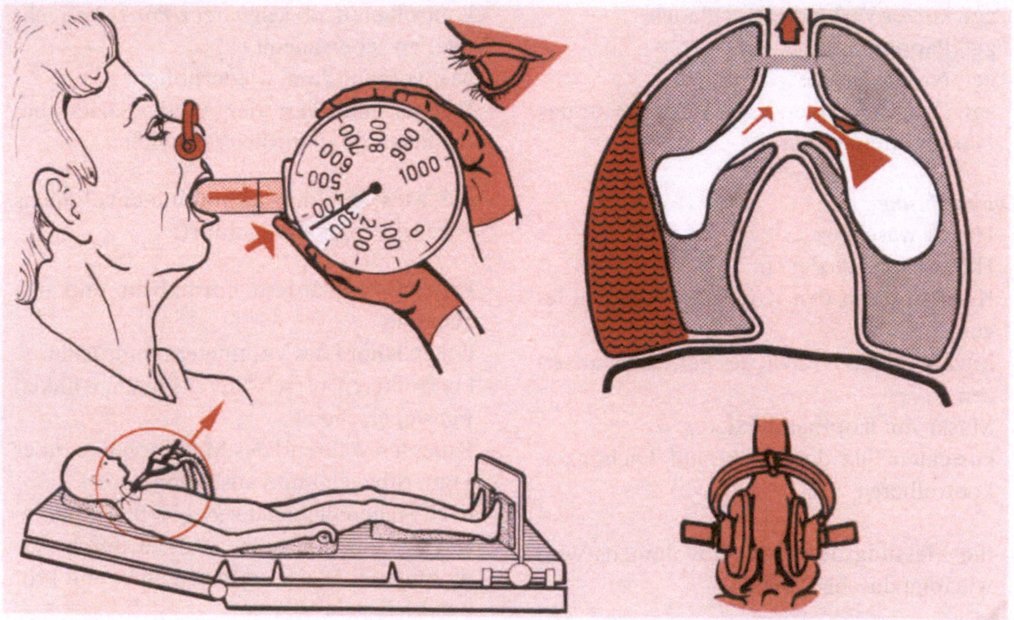

Abb. 24. Messung der maximalen exspiratorischen Luftströmungsgeschwindigkeit

Merke: Die maximale exspiratorische Luftströmungsgeschwindigkeit kann mit einem Peak-Flowmeter gemessen werden. Sie gibt Auskunft über den Funktionszustand der Luftwege. Die Änderung der Dehnbarkeit der Lunge beeinflußt ebenfalls diesen Meß-wert. Nach tiefem Einatmen wird der Patient zu einem schnellen und vollständigen Ausatmen angehalten.

6.3. Peak-Flowmeter

6.3.1. Durchführung der Messung

Zweck

– Kontrollieren des Verhaltens von restrikti-ven und obstruktiven Störungen der Lun-genfunktion
– Kontrollieren der Wirksamkeit der Behand-lung mit Bronchodilatatoren
– Kontrollieren der Wirksamkeit der post-operativen Schmerzbehandlung nach Oberbauchoperationen

Material

steril:
– Handschuhe
– Schutzkittel
– Unterlage

– Peak-Flowmeter
– Pappmundstück
– Nasenklemme

Durchführung
– Hände waschen
– Handschuhe anziehen
– Patienten auf dem Rücken lagern
– Kopfteil des Bettes etwas erhöhen
– Nasenklemme aufsetzen
– Patienten auffordern, durch den Mund tief einzuatmen
– Mundstück des Peak-Flowmeters in Mund-höhe vor den Patienten halten
– darauf achten, daß die mit „TOP" gekenn-zeichnete Seite des Peak-Flowmeters nach oben weist
– Patienten auffordern, die Lippen dicht um das Mundstück zu schließen

- kurz und kräftig durch den Mund in das Gerät auszuatmen
- Meßwert an der Skala des Gerätes ablesen
- Meßwert notieren
- Knopf an der unteren Seite des Flowmeters drücken
- der Zeiger des Gerätes muß nach dem Drücken des Knopfes wieder am Nullpunkt stehen
- Meßvorgang 2mal wiederholen
- Nasenklemme abnehmen
- bei Verwendung von Einmalmundstücken Mundstück vom Eingang des Flowmeters abnehmen und abwerfen
- Meßgerät reinigen, in Desinfektionslösung abwaschen, trocknen und ordnungsgemäß einer Gassterilisation zuführen
- sonstiges Material wegräumen bzw. wegwerfen

Besonderheiten

- bei falscher Haltung des Gerätes – zeigt die mit „TOP" gekennzeichnete Seite nach unten – ergibt das Gerät keine Anzeige
- bei Verwendung von Plastikmundstücken müssen diese nach jeder Verwendung ordnungsgemäß gereinigt, desinfiziert und sterilisiert werden
- wiederholte Messungen müssen bei gleicher Körperhaltung des Patienten vorgenommen werden
- Veränderung der Körperhaltung führt zu veränderten Meßergebnissen
- in der unmittelbaren postoperativen Phase kann wegen Wundschmerz die Durchführung der Messung falsche Ergebnisse erbringen
- bei häufiger mehrmaliger Wiederholung der Messung sinken die Meßwerte wegen Erschöpfung des Patienten ab

Fehler und Gefahren

- ungenügende Lüftung des Gerätes nach Gassterilisation
- ungenügende Lüftung des Mundstücks nach Gassterilisation
- Entweichen von Atemluft neben dem Mundstück
- ungeeignete Ausatmungstechnik des Patienten

- zu niedrige Meßwerte infolge der Wundschmerzen
- falsche Haltung des Peak-Flowmeters bei Durchführung der Messung

6.4. Giant Syringe

6.4.1. Durchführung der Messung

Zweck

- Kontrollieren der statischen Gesamtcompliance im intrathorakalen Raum

Material

steril:
- Handschuhe
- Schutzkittel
- Unterlage
- Giant Syringe mit Manometer
- ggf. Verbindungsstück

Durchführung

- Hände waschen
- Handschuhe anziehen
- Dichtigkeit der Abblockung des Endotrachealtubus oder ggf. der Trachealkanüle kontrollieren
- Giant Syringe mit der erforderlichen Luftmenge füllen
- Patient am Ende der Ausatmungsphase vom Beatmungsgerät trennen
- Giant Syringe mit dem Endotrachealtubus verbinden
- ggf. Giant Syringe mittels Verbindungsstück mit der Trachealkanüle verbinden
- Luftmenge aus dem Giant Syringe in die Luftwege des Patienten drücken
- Entleerung des Giant Syringe erfolgt mit gleichmäßigem Druck etwa über die Dauer einer normalen Einatmungszeit
- nach völliger Entleerung des Giant Syringe Druck am Manometer ablesen
- injiziertes Luftvolumen und Druckwerte notieren
- Giant Syringe ggf. zusammen mit Verbindungsstück von dem Endotrachealtubus ggf. von der Trachealkanüle entfernen
- Patient mit dem Beatmungsgerät verbinden

- die Beatmung vorschriftsmäßig kontrollieren
- Giant Syringe und Zubehörteile zerlegen
- Giant Syringe und Zubehörteile einer ordnungsgemäßen Reinigung, Desinfektion und Gassterilisation zuführen
- sonstiges Material wegräumen bzw. wegwerfen

Besonderheiten

- nach der Messung wird die Compliance aus den Volumen- und Druckwerten berechnet
- die Messung der statischen Compliance mit dem Giant Syringe kann nur beim relaxierten oder atemgelähmten Patienten erfolgen
- das mit dem Giant Syringe injizierte Gasvolumen soll etwa dem normalen Atemhubvolumen des Patienten entsprechen
- bei hohem Atemwegswiderstand ergeben sich falsche Meßwerte mit der Compliance
- vor Reinigung, Desinfektion und Sterilisation Manometer von dem Giant Syringe abschrauben und Stempel aus dem Gehäuse entfernen
- das injizierte Volumen muß an der Markierung am Gehäuse des Giant Syringe ablesbar sein

Fehler und Gefahren

- Injektion eines zu kleinen oder zu großen Luftvolumens
- zu schnelles oder zu langsames Injizieren der Luftmenge aus dem Giant Syringe
- undichtes System
- nicht ausreichende Lüftung

6.5. Manometer Dräger

6.5.1. Durchführung der Messung

Zweck

- Kontrollieren der Muskelkraft der Einatmungsmuskulatur
- Kontrollieren der Muskelkraft der Ausatmungsmuskulatur

Material

steril:
- Handschuhe
- Schutzkittel
- Unterlage
- Manometer mit Konnektor und Verbindungsstück
- Maske
- Kopfband
- Nasenklemme
- ggf. Mundstück

Durchführung
- die Messung des maximalen inspiratorischen Soges wird wie folgt durchgeführt:

- Hände waschen
- Handschuhe anziehen
- Kopfband um den Kopf des Patienten legen
- Nullpunkt am Manometer einstellen
- ggf. mit der Justierschraube an der vorderen Seite des Gerätes korrigieren
- Maske auf das Gesicht des Patienten aufsetzen und mit dem Kopfband fixieren
- Patienten auffordern, so kräftig wie möglich einzuatmen
- den maximalen Ausschlag des Zeigers am Manometer ablesen
- Nullpunkt der Meßskala nochmals kontrollieren
- Patienten auffordern, so kräftig wie möglich auszuatmen
- den maximalen Ausschlag des Zeigers am Gerät ablesen
- Meßwerte notieren
- Maske vom Patienten abnehmen
- Gerät mit Zubehör zerlegen
- Manometer einer ordnungsgemäßen Reinigung, Desinfektion und Gassterilisation zuführen
- sonstiges Material wegräumen bzw. wegwerfen

Besonderheiten

- Kontrolle des maximalen exspiratorischen Drucks als Maß für den Kräftezustand der Ausatmungsmuskulatur erfolgt ähnlich wie die Messung des maximalen inspiratorischen Soges

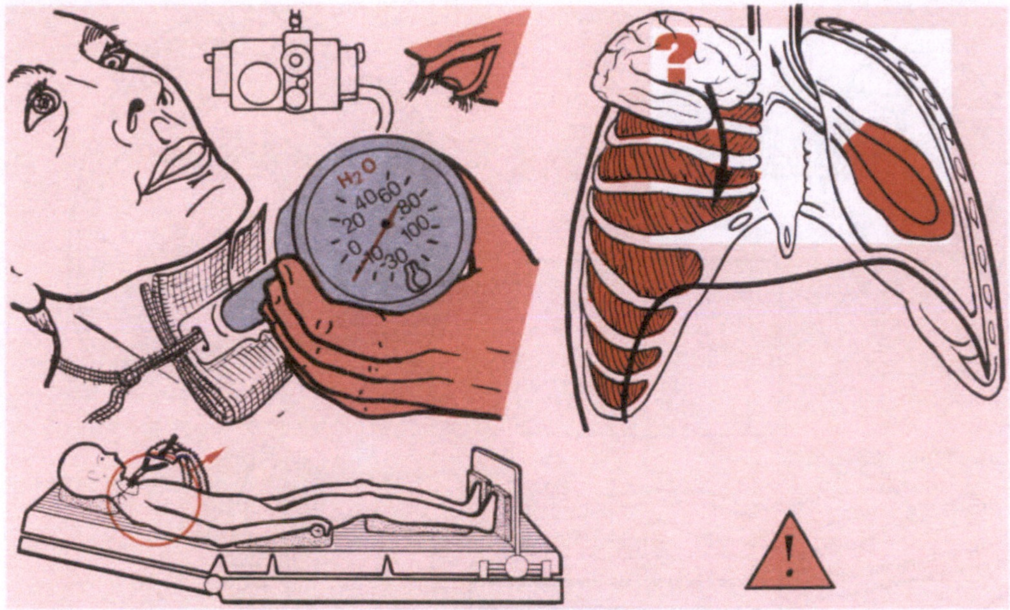

Abb. 25. Kontrolle des maximalen Ein- und Ausatmungsdruckes

Merke: Zentrale Atemstörungen oder Schwäche der Ein- und Ausatmungsmuskulatur führen zu Unterbelüftung der Lunge. Die Messung des maximalen Ein- und Ausatmungsdruckes gibt wichtige Anhaltspunkte für ärztliche Entscheidungen, ob im Einzelfall die wiederholte Anwendung einer Beatmungsinhalation oder die kontinuierliche Beatmung, kombiniert mit einer Inhalationstherapie, durchgeführt werden soll.

- der Unterschied besteht darin, daß man den Patienten nach kräftiger Einatmung auffordert, so kraftvoll wie möglich auszuatmen
- man liest dabei den höchsten Druckausschlag in dem positiven Meßbereich des Manometers ab und hält den Wert schriftlich fest
- bei Prüfung des maximalen inspiratorischen Soges besteht die Gefahr des Lecks im System weniger, als bei Prüfung des maximalen exspiratorischen Drucks
- ggf. bei Durchführung der Messung Maske zusätzlich mit einer Hand dicht auf das Gesicht des Patienten drücken
- bei Durchführung der Messung mit Mundstück muß die Nase des Patienten mit einer Nasenklemme verschlossen werden
- der maximale inspiratorische Sog wird bei einem Wert von $-15\,cm\ H_{20}$ als ausreichend bezeichnet
- der maximale exspiratorische Druck wird bei einem Wert von $25\,cm\ H_{20}$ als ausreichend bezeichnet

Fehler und Gefahren
- falsche Nullpunkteinstellung
- Undichtigkeit im Meßsystem
- ungenügende Entlüftung nach Gassterilisation

6.6. Vitalograph

6.6.1. Zusammensetzen des Gerätes
Zweck
- Bereitstellen des Gerätes
- Funktionskontrolle des Gerätes

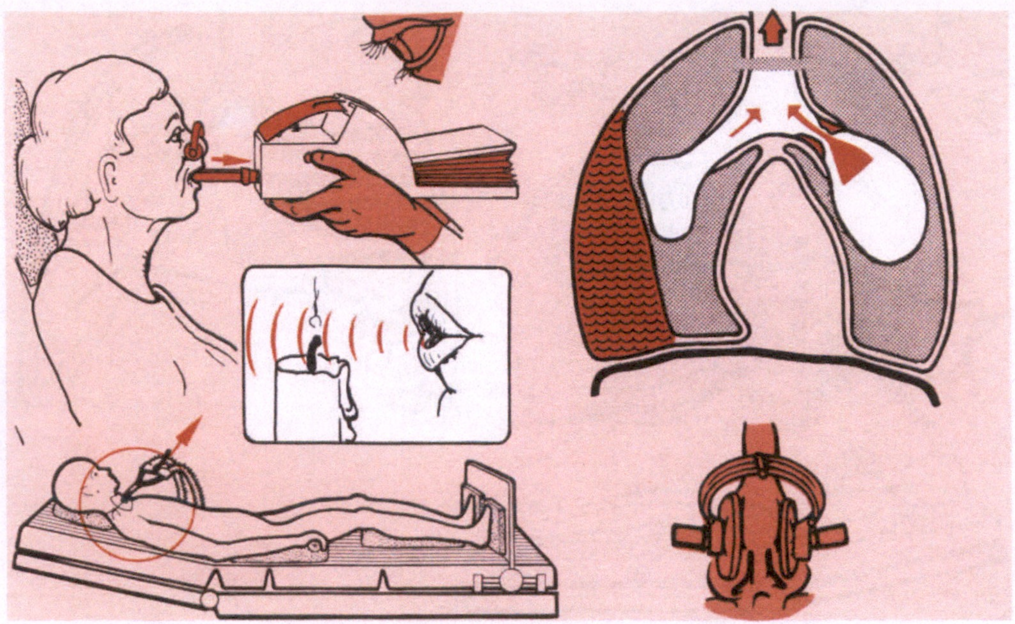

Abb. 26. Messung der Vitalkapazität und des Einsekundenwertes

Merke: Vitalkapazität und Einsekundenwert können am Krankenbett mit einem Vitalographen ermittelt werden. Sie geben Auskunft über die Dehnbarkeit der Lunge und über den Funktionszustand der Atemwege. Der Patient wird aufgefordert, so tief wie möglich durch den Mund einzuatmen und langsam aber vollständig in das Gerät auszuatmen. Vor Durchführung der Messungen Atemtechnik üben lassen.

Material

steril:
– Handschuhe
– Schutzkittel
– Unterlage

unsteril:
– Vitalograph
– Meßpapier

Durchführung
– Hände waschen
– ggf. Handschuhe anziehen
– ggf. Schutzkittel anlegen

– Zusammensetzen des Gerätes wird wie folgt durchgeführt:

– Metallklammern an der Oberkante der Laufschiene lösen
– Meßpapier in beide Aufnahmedorne an der Unterkante der Laufschiene anlegen
– Meßpapier seitlich durch Einspannen der Klammern befestigen
– Laufschiene bis zum Anschlag nach rechts schieben
– Bügel mit der Schreibnadel anheben
– Schreibnadel im gekennzeichneten Nullpunkt auf dem Meßpapier absetzen
– die Funktionskontrolle des Gerätes wird wie folgt durchgeführt:
– Gerät an das Stromnetz anschließen
– roten Knopf an der rechten Seite des Vitalographen drücken
– kontrollieren, ob das Meßpapier mit der Laufschiene von rechts nach links wandert

– kontrollieren, ob die Schreibnadel funktioniert
– Bügel mit der Schreibnadel anheben
– Laufschiene zurück nach rechts schieben

Besonderheiten
– Meßpapier gerade einspannen
– Bügel mit der Schreibnadel vorsichtig anheben, um Beschädigung des Meßpapiers und Verbiegen des Bügels zu vermeiden
– Schreibnadel genau im gekennzeichneten Nullpunkt des Meßpapiers absetzen
– Laufschiene ganz bis zum Anschlag nach rechts schieben
– das Gerät mit Zubehörteilen vor dem Zusammensetzen mit desinfizierender Lösung abwaschen
– bei Verwendung an Patienten mit Tuberkulose oder anderen Infektionskrankheiten soll das Gerät einer ordnungsgemäßen Gassterilisation unterzogen werden
– im Anschluß an die Gassterilisation auf ausreichende Entlüftung achten

Fehler und Gefahren
– schiefes Einspannen des Meßpapiers
– ungenaues Aufsetzen der Schreibnadel
– Verbiegen des Bügels mit der Schreibnadel
– Beschädigung der Schreibnadel

6.6.2. Durchführung der Messung
Zweck
– Kontrollieren obstruktiver und restriktiver Störungen der Lungenfunktion
– Kontrollieren der Wirksamkeit von Bronchodilatatoren

Material

steril:
– Handschuhe
– Schutzkittel
– Unterlage
– Pappmundstück
– Nasenklemme

unsteril:
– Vitalograph
– Meßpapier

– Formular zum Eintragen der Meßergebnisse
– Schreibmaterial

Durchführung
– Hände waschen
– ggf. Handschuhe anziehen
– ggf. Schutzkittel anlegen
– Gerät an das Stromnetz anschließen
– prüfen, ob das Meßpapier richtig eingelegt ist
– kontrollieren, ob die Schreibnadel im Nullpunkt des Meßpapiers aufgesetzt ist
– prüfen, ob die Laufschiene bis zum Anschlag nach rechts geschoben ist
– Patienten auf dem Rücken lagern
– Kopfteil des Bettes etwas erhöhen
– Nasenklemme aufsetzen
– Vitalograph in Mundhöhe vor den Patienten halten, ohne die Atembewegung des Patienten oder die Funktion des Vitalographen durch die Handhabung des Gerätes zu behindern
– Patienten auffordern, so tief wie möglich durch den Mund einzuatmen
– Patienten auffordern, die Lippen dicht um das Mundstück zu schließen
– die Luft vollständig durch das Mundstück in das Gerät auszuatmen
– bei Beginn der Ausatmung den roten Knopf an der rechten Seite des Gerätes mit dem Zeigefinger der rechten Hand drücken
– Knopf so lange drücken, bis die Ausatmung vollständig beendet ist
– bis die Laufschiene bis zum Anschlag nach links gewandert ist
– während der Ausatmung das Gerät so halten, daß der Patient nicht unnötig den Kopf nach vorne strecken muß
– Patienten fortlaufend zum vollständigen Ausatmen auffordern
– am Ende Bügel mit der Schreibnadel anheben
– Laufschiene in die Ausgangsposition zurückschieben
– Messung noch 2mal wiederholen
– Nasenklemme abnehmen
– Einmalmundstück abnehmen
– Mundstück abwerfen
– Hände waschen

- beide Metallklammern an der Oberkante
  der Laufschiene lösen
- Bügel mit der Schreibnadel anheben
- Meßpapier von den beiden Aufnahmedor-
  nen abnehmen
- Laufschiene bis zum Anschlag nach rechts
  schieben
- Bügel mit der Schreibnadel absetzen
- Meßpapier mit dem Datum und dem Na-
  men des Patienten kennzeichnen
- vermerken, ob die Messung vor oder nach
  der Verabreichung von Bronchodilatatoren
  durchgeführt wurde
- Vitalkapazität durch Ablesen des nach 6 s
  ausgeatmeten Volumens ermitteln
- Einsekundenwert durch Ablesen des nach
  1 s ausgeatmeten Volumens ablesen
- Meßwerte in eine Tabelle eintragen
- Tabelle gemeinsam mit dem Meßpapier ab-
  heften
- Vitalograph auf einer sauberen und trocknen Unterlage abstellen
- ggf. mit einem sterilen Tuch abdecken
- alle Einzelteile einer ordnungsgemäßen
  Reinigung, Desinfektion und Gassterilisation zuführen
- sonstiges Material wegräumen bzw. wegwerfen

Besonderheiten
- Messung immer bei gleicher Körperhaltung
  des Patienten durchführen
- Veränderung der Körperhaltung wie Liegen, Sitzen, Bauch- oder Seitenlage führt zu
  unterschiedlichen Meßergebnissen
- Erleichterung der Atmung durch erhöhte
  Lagerung des Oberkörpers oder Durchführung im Sitzen
- Erschwerung der Atmung bei flacher Lagerung des Oberkörpers oder Kopftieflage-
  rung
- Entfaltung des Vitalographen durch falsche
  Handhabung nicht behindern
- Entweichen von Luft neben dem Mundstück oder durch die Nase verhindern
- bei Verwendung von Einmalmundstücken
  aus Pappe nach mehrfacher Wiederholung
  des Atemtestes Mundstück ggf. auswechseln
- Patienten so lange wiederholt zum Ausat-

men auffordern, bis die Schreibnadel ab-
sinkt oder die Laufschiene den Anschlag an
der linken Seite erreicht hat
- Messung insgesamt 3mal durchführen, um
  Meßfehler auszuschließen
- Absinken der Meßwerte bei zu häufiger
  Wiederholung

Fehler und Gefahren
- falsche Meßwerte durch schiefes Einspannen des Meßpapiers
- falsche Meßwerte durch ungenaues Aufsetzen der Schreibnadel
- falsche Meßwerte durch Verbiegen des Bügels
- falsche Beurteilung der Meßwerte bei
  Durchführung in unterschiedlichen Ausgangsstellungen
- Behinderung der Entfaltung des Vitalogra-
  phes durch die Handhaltung
- ungenaue Meßwerte durch Entweichen von
  Luft neben dem Mundstück oder der Nasenklemme
- Einnässen des Mundstücks bei Verwendung von Einmalmundstücken durch zu
  häufige Wiederholung der Messung
- forcierte Ausatmung zu Beginn der Ausatmung
- falsche Beurteilung der Lungenfunktion bei
  zu häufigem Wiederholen der Messungen
  oder bei nur einmaliger Durchführung

6.7. Siregnost FD 5

6.7.1. Zusammensetzen des Gerätes
Zweck
- Bereitstellen des Gerätes
- Funktionskontrolle (Kalibrieren) des Gerä-
  tes

Material

steril:
- Handschuhe
- Schutzkittel
- Unterlage
- Schlaucheinheit
- Silikonmundstück

- Nasenklemme
- Kalibrierstopfen
- ggf. Einmalmundstück

unsteril:
- Siregnost-Gerät

Durchführung
- Hände waschen
- ggf. Handschuhe anziehen
- ggf. Schutzkittel anlegen

- Zusammensetzen des Gerätes wird wie folgt durchgeführt:

- Gerät in erforderlicher Höhe aufstellen
- Gerät an das Stromnetz anschließen
- Klarsichtschlauch vor dem Endring zusammendrücken
- Klarsichtschlauch in die Halterung an der linken Seite des Gerätes einschieben
- Schlauchanschlüsse der beiden dünnen Schläuche auf die Anschlüsse an der linken Vorderseite des Gerätes stecken

- die Funktionskontrolle des Gerätes wird wie folgt durchgeführt:

- Netzschalter in Position 1 kippen
- Wahlschalter in Position 2 schalten
- Meßkopf mit dem Kalibrierstopfen verschließen
- Kalibrierschalter betätigen und den Zeigerausschlag am Meßinstrument auf 11,7 der Skaleneinteilung einstellen
- Kalibrierstopfen entfernen

Besonderheiten
- Aufstellen des Gerätes in ca. 1,60 m Höhe zur Vermeidung von Kondensat- und Sputumansammlungen in der Schlaucheinheit
- die Anordnung der beiden dünnen Schläuche der Schlaucheinheit kann beliebig erfolgen
- beim Einschalten von Netzschalter und Wahlschalter zeigt das Anzeigeninstrument einen leichten Ausschlag, der durch den Widerstand des Meßkopfes bedingt ist
- die Meßgenauigkeit wird hierdurch nicht beeinträchtigt

- Gerät vor jedem Meßvorgang kalibrieren
- für einmalige, kurzfristige Untersuchungen Einmalmundstücke verwenden
- für länger dauernde Untersuchungen Silikonmundstücke verwenden
- zur Reinigung Schlaucheinheit von Meßgerät abnehmen
- Meßkopf mit dem Kalibrierstopfen verschließen
- Reinigungsflüssigkeit durch den Endring der Schlaucheinheit gießen
- darauf achten, daß auch die beiden dünnen Schläuche der Schlaucheinheit durchgespült werden
- Silikonmundstücke abspülen
- zur Desinfektion Schlaucheinheit in eine Reinigungs- und Desinfektionslösung einlegen
- Desinfektionsdauer entsprechend dem jeweiligen Desinfektionsmittel berücksichtigen
- im Anschluß an die Desinfektion Kalibrierstopfen entfernen
- Schlaucheinheit unter fließendem Wasser abspülen
- Schlaucheinheit zum Trocknen aufhängen
- ggf. mit einem Föhn ohne Heizung trocknen
- im Anschluß an die Desinfektion Zubehörteile des Gerätes einer ordnungsgemäßen Gas- oder Dampfsterilisation zuführen

Fehler und Gefahren
- ungenügende Reinigung der Schlaucheinheit
- ungenügende Entlüftung nach Gassterilisation

6.7.2. Durchführung der Messung
Zweck
- Kontrollieren obstruktiver Störungen der Lungenfunktion

Material

steril:
- Handschuhe
- Schutzkittel
- Unterlage

- Silikonmundstück
- Nasenklemme
- Kalibrierstopfen

unsteril:
- Siregnost mit Schlaucheinheit

Durchführung
- Hände waschen
- ggf. Handschuhe anziehen
- ggf. Schutzkittel anlegen
- Gerät vorschriftsmäßig kalibrieren
- Silikonmundstück am Meßkopf anbringen
- Meßkopf drehen, bis die Bezeichnung „oben" nach oben weist
- Patienten auffordern, das Mundstück zwischen die Zähne zu nehmen
- darauf achten, daß die Mundwinkel dem Mundstück dicht anliegen
- bei Verwendung eines Silikonmundstückes darauf achten, daß der Gummilappen des Mundstückes zwischen Lippen und Zahnreihen zum Liegen kommt
- Patienten auffordern, den Kopf leicht nach hinten zu neigen
- Wangen und Mundwinkel mit beiden Händen dicht andrücken
- Nase mit einer Klemme verschließen
- Patienten auffordern, ruhig und entspannt zu atmen
- bei Stellung 2 des Wahlschalters Momentwert des Atemwegswiderstandes ablesen
- bei Stellung 1 Mittelwert ablesen und schriftlich festhalten
- am Ende der Meßung Nasenklemme entfernen
- alle Einzelteile einer ordnungsgemäßen Reinigung, Desinfektion und Gassterilisation zuführen
- sonstiges Material wegräumen bzw. wegwerfen

Besonderheiten
- der Meßkopf muß immer mit der Aufschrift „oben" nach oben weisen, um zu vermeiden, daß die beiden dünnen Schläuche durch Flüssigkeit verstopft werden
- die Messung kann im Sitzen oder im Liegen durchgeführt werden
- Erhöhung der Meßwerte durch Verengung der Stimmritze und der oberen Atemwege

- Kopf leicht zurückbiegen
- Ablesen der atemsynchronen Schwankungen des Atemwegswiderstandes durch Einschalten der Position 1 des Wahlschalters
- Ablesen eines zeitlichen Mittelwertes bei Einschalten der Position 2 des Wahlschalters

Fehler und Gefahren
- Flüssigkeitsansammlung in den beiden dünnen Schläuchen
- Engstellen der Stimmritzen führt zu erhöhten Meßwerten

6.8. Lungenfunktionsanalysator Sandoz M 403

6.8.1. Zusammensetzen des Gerätes
Zweck
- Bereitstellen des Gerätes
- Funktionskontrolle (Eichung) des Gerätes

Material

steril:
- Handschuhe
- Schutzkittel
- Unterlage
- Meßwandler
- Einmalmundstück

unsteril:
- Lungenfunktionsanalysator

Durchführung
- Hände waschen
- ggf. Handschuhe anziehen
- ggf. Schutzkittel anlegen

- Zusammensetzen des Gerätes wird wie folgt durchgeführt:

- Verbindungskabel aus der Vertiefung neben der Digitalanzeige entnehmen
- Meßwandler auspacken
- Verbindungskabel in die Anschlußtülle an der Unterseite des Meßwandlers schieben
- Einmalmundstück an der mit einem Pfeil

gekennzeichneten Seite des Meßwandlers
anschließen
- Meßwandler auf einer sterilen Unterlage
ablegen
- Gerät bis zum Einsatz mit einer sterilen Unterlage abdecken

- die Funktionskontrolle des Gerätes wird
wie folgt durchgeführt:

- Gerät an Steckdose anschließen
- rote Netztaste drücken
- Vorheizen des Gerätes über etwa 20 min vor
Durchführung der Eichung
- Eichtaste drücken
- überprüfen, ob die Digitalanzeige die Ziffern 0.00 anzeigt
- bei anderer Anzeige Knopf über der Eichtaste so lange betätigen, bis die Anzeige 0.00
erscheint
- Gerät ausschalten

Besonderheiten
- Mundstück an der mit einem Pfeil gekennzeichneten Seite des Meßwandlers anbringen
- Beschädigung oder Deformieren des
Mundstückes vermeiden
- Reinigung und Desinfektion des Meßwandlers täglich mit einer speziellen Desinfektionslösung
- Reinigung und Desinfektion von Gerät und
Tragekoffer bei Verschmutzung
- Autoklavieren alle 24 h
- Autoklavieren des Meßwandlers nach dem
Einsatz bei Patienten mit Infektionserkrankungen
- Aufbewahrung des Meßwandlers und der
Einmalmundstücke in hygienischer Verpackung
- Sterilität aller mit der Atemluft des Patienten in Kontakt tretenden Seiten von Meßwandler und Mundstück wahren

Fehler und Gefahren
- Anbringen des Mundstückes an der falschen Öffnung des Meßwandlers
- Beschädigung bzw. Verformung des Mundstückes

6.8.2. Durchführung der Messung
Zweck
- Kontrollieren obstruktiver und restriktiver
Störungen der Lungenfunktion
- Kontrollieren der Leistungsfähigkeit des
gesamten Atemapparates

Material

steril:
- Handschuhe
- Schutzkittel
- Unterlage
- Einmalmundstück
- Nasenklemme

unsteril:
- Lungenfunktionsanalysator mit Meßwandler
- Lungenfunktionsformular
- Schreibmaterial

Durchführung
- Hände waschen
- ggf. Handschuhe anziehen
- ggf. Schutzkittel anlegen
- Gerät an das Stromnetz anschließen
- rote Netztaste drücken
- nach 20minütiger Vorheizung Eichung
überprüfen
- kontrollieren, ob das Einmalmundstück
richtig angebracht ist
- den Patienten auf dem Rücken lagern
- nach Möglichkeit Kopfteil des Bettes etwas
erhöhen
- Nasenklemme aufsetzen

- die Messung der Vitalkapazität des einminütigen Wertes und der maximalen exspiratorischen Luftströmungsgeschwindigkeit
wird wie folgt durchgeführt:

- Patienten auffordern, tief durch den Mund
einzuatmen
- thermoelektrischen Meßwandler in Mundhöhe vor den Patienten halten
- Meßwandler ruhig halten
- Patienten auffordern, die Lippen dicht um
das Mundstück zu schließen

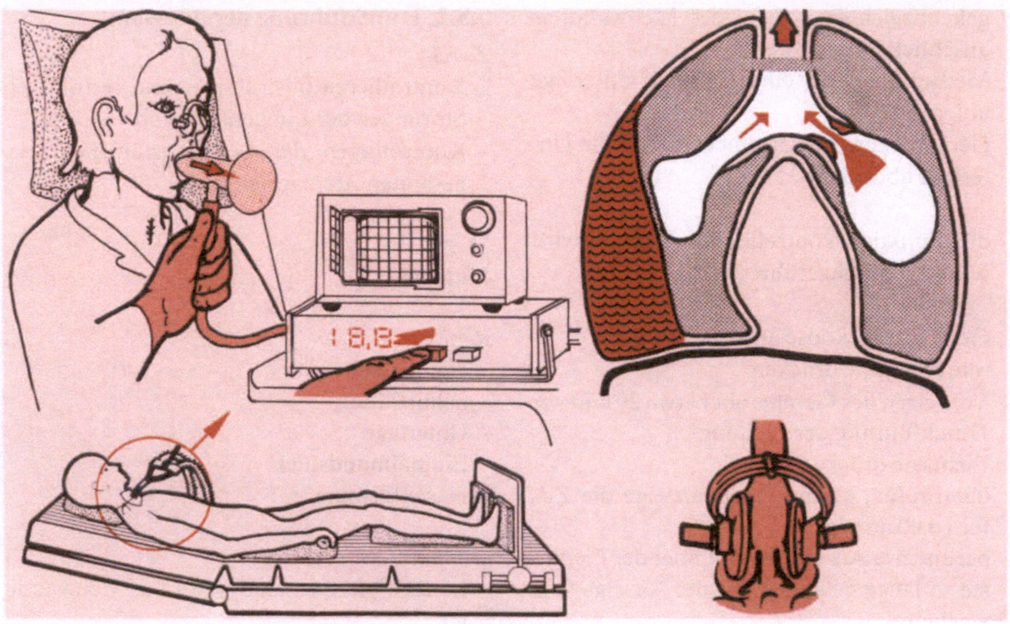

Abb. 27. Handhabung eines Lungenfunktionsanalysators

> **Merke:** Ein Lungenfunktionsanalysator ermöglicht die Erfassung mehrerer Daten in einem Meßvorgang. Er ist zur schonenden prä- und postoperativen Überwachung der Lungenfunktion am Krankenbett geeignet. Bei eingeschaltetem Gerät sind abrupte Bewegungen mit dem Einmalsensor zu vermeiden. Die hierbei den Sensor durchströmende Luft führt zu veränderten Meßergebnissen.

– kräftig und vollständig durch das Mundstück auszuatmen
– Tasten für Vitalkapazität, Einsekundenwert und maximale exspiratorische Luftströmungsgeschwindigkeit nacheinander einzeln drücken
– Werte ablesen und notieren
– Meßvorgang insgesamt 3mal durchführen

– die Messung des Atemgrenzwertes wird wie folgt durchgeführt:

– AGW-Taste drücken
– Patienten auffordern, durch das Mundstück so schnell und tief wie möglich ein- und auszuatmen
– bei Erlöschen der Testlampe Atemgrenzwert an der Digitalanzeige ablesen
– Nasenklemme abnehmen

– Mundstück entfernen und abwerfen
– alle Einzelteile einer ordnungegemäßen Reinigung, Desinfektion und Gassterilisation zuführen
– sonstiges Material wegräumen bzw. wegwerfen

Besonderheiten
– Vorheizen zur Erwärmung und Ausdehnung der Thermistoren im Innern des Meßwandlers
– Eichung des Gerätes nach entsprechender Vorheizung und beim Auftreten von Funktionsstörungen
– bei Drücken der Eichtaste muß die Digitalanzeige 0.00 betragen
– bei der Anzeige anderer Werte Knopf über der Eichtaste so lange betätigen, bis die Digitalanzeige korrigiert ist

- vor, während und nach der Messung Meßwandler ruhig halten, um Luftströmung durch Hin- und Herbewegen des Meßwandlers zu vermeiden
- Aufleuchten der Testlampe zu Beginn des Meßvorgangs
- Erlöschen der Testlampe bei Beendigung des Meßvorgangs
- Speicherung der Meßwerte bis zum nächsten Meßvorgang
- Löschung der Meßwerte durch den nächsten Meßvorgang
- Meßwerte einzeln durch Tastendruck abrufbar
- bei kurzfristiger Unterbrechung der Betriebsschaltung ist ein erneutes Vorheizen nicht erforderlich
- bei Patienten mit schweren kardiopulmonalen Erkrankungen die Messung des Atemgrenzwertes nicht durchführen
- Messung des Atemgrenzwertes in einem separaten Meßvorgang vornehmen

Fehler und Gefahren
- ungenügendes Vorheizen
- ungenaue Eichung
- Befestigen des Mundstückes an der falschen Öffnung des Meßwandlers
- Beschädigung des Mundstückes
- Bewegen des Meßwandlers vor, während und nach der Messung
- Entweichen von Luft neben dem Mundstück oder durch die Nase
- Durchführung von Messungen bei unterschiedlicher Körperhaltung
- Messung des Atemgrenzwertes bei schweren kardiopulmonalen Erkrankungen
- mehrmalige Messung des Atemgrenzwertes unmittelbar hintereinander
- starke Hyperventilation bei Messung des Atemgrenzwertes

6.9. Spirotron Dräger

6.9.1. Zusammensetzen des Gerätes

Zweck
- Bereitstellen des Gerätes
- Funktionskontrolle des Gerätes

Material

steril:
- Handschuhe
- Schutzkittel
- Unterlage
- Einmalsensor
- Kompresse

unsteril:
- Spirotron-Grundgerät

Durchführung
- Hände waschen
- ggf. Handschuhe anziehen
- ggf. Schutzkittel anlegen

- Zusammensetzen des Gerätes wird wie folgt durchgeführt:

- Grundgerät anschließen
- Gerät herumdrehen
- Verbindungsschlauch auf die dünne Anschlußtülle an der Rückseite des Grundgerätes an der linken Seite neben dem Netzkabel schieben
- Grundgerät herumdrehen
- Einmalsensor der Verpackung entnehmen
- Ende des Verbindungskabels mit der Aluminiumtülle auf den Abgangsstutzen des Einmalsensors schieben
- Mundstück des Einmalsensors ggf. mit einer sterilen Kompresse abdecken
- Einmalsensor auf einer sauberen Unterlage ablegen

- die Funktionskontrolle des Gerätes wird wie folgt durchgeführt:

- rechten Druckknopf an der Vorderseite des Grundgerätes drücken und loslassen
- abwarten, bis an der Digitalanzeige die Ziffern 18.8 und die Buchstaben „CHK" erscheinen
- bei anderer Anzeige linke Programmtaste an der Vorderseite des Gerätes so lange drücken und loslassen, bis die Kontrollposition 18.8 CHK erscheint
- ggf. rechten Druckknopf drücken und loslassen

- Gerät bis zum Einsatz mit einer sterilen Unterlage abdecken

Besonderheiten
- Aufleuchten der Kontrollanzeige 18.8 CHK zeigt an, daß das Gerät einwandfrei arbeitet
- nach 1 min Vorheizung ist das Gerät einsatzbereit
- Aufbewahrung von Einmalsensoren in hygienischer Verpackung
- betriebsbereites Grundgerät bis zum Einsatz mit einer sterilen Unterlage abdecken

Fehler und Gefahren
- Beschädigung des Einmalsensors

6.9.2. Durchführung der Messung

Zweck
- Kontrollieren obstruktiver und restriktiver Störungen der Lungenfunktion

Material

steril:
- Handschuhe
- Schutzkittel
- Unterlage
- Einmalsensor
- Nasenklemme

unsteril:
- Spirotron
- Lungenfunktionsformular
- Schreibmaterial

Durchführung
- Hände waschen
- ggf. Handschuhe anziehen
- ggf. Schutzkittel anlegen
- Netzkabel an eine Steckdose anschließen
- überprüfen, ob Verbindungskabel und Einmalsensor ordnungsgemäß angebracht sind
- rechten Druckknopf drücken und loslassen
- Kontrollposition 18.8 CHK abwarten
- nach dem Erscheinen der Kontrollposition Gerät 1 min lang vorwärmen
- Patienten auf dem Rücken oder in sitzender Ausgangsstellung lagern
- bei Durchführung der Messung in Rückenlage Kopfteil des Bettes ggf. erhöhen

- Programmtaste drücken, bis die Digitalanzeige „RDY" erscheint
- Einmalsensor in Mundhöhe vor den Patienten halten
- ggf. Patienten auffordern, ihn selber mit der linken oder rechten Hand zu halten
- Nasenklemme aufsetzen
- Patienten auffordern, das Mundstück in den Mund zu nehmen
- die Lippen dicht um das Mundstück zu schließen
- tief durch den Sensor einzuatmen
- kräftig und vollständig durch den Sensor auszuatmen
- Patienten durch den Sensor wieder einatmen lassen
- Mundstück aus dem Mund nehmen
- Nasenklemme absetzen
- Programmtaste wiederholt drücken
- Wert für maximale Strömungsgeschwindigkeit der Ausatmungsluft (PF-Taste) abrufen
- Wert für forcierte Vitalkapazität (FVC-Taste) abrufen
- Wert für die in der ersten halben Sekunde forciert ausgeatmete Luftmenge, gemessen in Prozent der forcierten Vitalkapazität (%FEV$_5$-Taste) abrufen
- Wert für die in der ersten Sekunde forciert ausgeatmete Luftmenge, gemessen in Prozent der forcierten Vitalkapazität (%FEV$_1$-Taste) abrufen (Tiffeneau-Test)
- Wert für die in den ersten 3 s forciert ausgeatmete Luftmenge, gemessen in Prozent der forcierten Vitalkapazität (%FEV$_3$-Taste) abrufen
- Wert für die in der ersten halben Sekunde forciert ausgeatmete Luftmenge, gemessen in l (FEV$_5$-Taste) abrufen
- Wert für die in der ersten Sekunde forciert ausgeatmete Luftmenge, gemessen in l (FEV$_1$-Taste) abrufen
- Wert für die in den ersten 3 s forciert ausgeatmete Luftmenge, gemessen in l (FEV$_3$-Taste) abrufen
- nach dem Ablesen der Werte Programmtaste drücken, bis die Kontrollposition 18.8 CHK erscheint
- Messung insgesamt 3mal wiederholen
- Einmalsensor nach Beendigung der Messungen abwerfen

- alle Einzelteile einer ordnungsgemäßen Reinigung, Desinfektion und Gassterilisation zuführen
- sonstiges Material wegräumen bzw. wegwerfen

Besonderheiten
- bei Anzeige der Kontrollposition 18.8 CHK ist das Gerät betriebsbereit
- nach einer kurzen Erwärmungszeit von 1 min können Messungen durchgeführt werden
- nach Betätigung der Programmtaste erscheint die Anzeige RDY-Messung und Speicherung der den Sensor durchströmenden Luft
- keine Beeinträchtigung der Meßwerte durch Temperatur, Luftdruck und Luftfeuchtigkeit
- Automatisches Umschalten des Gerätes nach Beendigung der Ausatmung
- nach Ende der Ausatmung Anzeige der Digitalanzeige „READ"
- an das Gerät kann ein Analogrecorder angeschlossen werden

- bei Verwendung des Analogrecorders Null-Linie prüfen
- für die Beurteilung der Meßwerte verwendet man zur Ermittlung der Normalwerte ein Nomogramm, aus dem nach Eintragung der Körpergröße und des Alters der Patienten die Normalwerte abgelesen werden können
- aufgrund des Gesetzes über technische Arbeitsmittel dürfen Reparaturen an dem Gerät nur durch Fachleute vorgenommen werden
- die Geräte müssen mindestens 2mal im Jahr einer Funktionskontrolle durch Fachleute unterzogen werden
- das Gerät darf in explosionsgefährdeten Bereichen nicht verwendet werden

Fehler und Gefahren
- Ein- oder Ausatmung in den Sensor beim Umschalten der Programmanzeige von CHK auf RDY
- Betätigung einer Drucktaste während des Atemtestes
- Beeinträchtigung der Funktion des Sensors durch Feuchtigkeit und Sekrete

Sachverzeichnis

Fachschwester – Fachpfleger